庫

精神科医がものを書くとき

中井久夫

筑摩書房

目次

I

精神科医がものを書くとき

I

精神科医がものを書くとき

1

世界をできるだけ単純な公式に還元しようとする宇宙論や哲学あるいは数学と、キノコにはまだ未知の種類が数千種もあるという、世界の多様性に喜びを見出す博物学と、学問にも両極があることを知ったのは、学生時代であった。

下宿の隣の部屋には理論物理学者がいて、個物への興味を持つということそれ自体が理解できないらしかった。彼は少数の本を手元に置いているだけであった。たいていの本は買ってくると、表紙を「重い」と言って捨て、飛石のように数式だけを読んで、二百ページくらいの本を一時間もするとごみ箱に直行させるのであった。もっとも、彼が音楽を好み、少数の文学——ジョイス、マラルメ、ヴァレリー——を評価していたことを付け加えねばならない。彼が「マラルメはどんな場面でももっとも美しい音を選び、ヴァレリーはその場面にふさわしい音、従って不快な場面では不快な音を使う」と言ったのは、今も至言ではないかと思っている。

二人の共通の知人に生物学者がいて、オサムシの触角にしか生えないカビを研究していた。「へえー、どうしてまたそんなものを？」とからかうと、これほど栄養要求性の厳密な生物は稀だから面白いのだと言い、これが重要な学問分野だという証拠に、もっぱらそのカビについて書かれた部厚い洋書を見せたが、それは一種の正当化で、彼が世界の多様性そのものに魅せられていることは疑いないところだった。彼の部屋には大部の図鑑類が揃っているのはもちろん、たとえば魚類図鑑には印と感想が書きこまれていた。彼は図鑑の魚を機会あるごとに食べて、味を評価していたのだった。彼が、視覚だけでなく、味覚までを動員して、世界に直接肌で接しようとしていたことは間違いない。

私は二人の友人のうち、前者を「火星人」、後者を「金星人」と呼び、自分をひそかに「地球人」と（厚顔にも）規定していた。当時のSFでは、火星は幾何学的な運河と抽象的な建築のひっそりと並ぶ他は風の吹きすさぶ砂漠であり、金星はジャングルの鬱蒼と茂る世界だったからである。

この二人のその後を詳しく書けばなるほどとうなずいて貰えることも多いはずだが、さすがにそこまで友人を「売る」のははばかられる。ただ「火星人」は実験物理に転じて良い発明をしつづけていること、「金星人」はカビの研究に徹底せず、生物学を教える傍ら、故郷の自然保護運動をしていることだけを述べておこう。

2

バリントという、フェレンツィの弟子の、なかなかユニークで実践的でもある精神分析家がいた。彼は『スリルと退行』という本を書いて、発達論的対象関係論からすれば、最初の母子一体の「調和的渾然体」が破れた時に二つの状態が実現すると指摘したことがある。第一は、安全保障感を距離に依存する「フィロバティズム」であり、第二は、安全保障感を膚接に依存する「オクノフィリア」である。用語が変なのはバリントだから仕方がない。

土居健郎の「甘え」に即していうなら、「調和的渾然体」が原初的な純粋な「甘え」の状態であり、「フィロバティズム」は「甘えの拒否」、「オクノフィリア」は「甘えの病理的形態」ということになるだろう。

これが成人において実現すれば、フィロバティズムの場合、対象なき空間とおのれの「スキル」とに全幅の信頼を置いて飛躍する「スリルの人」となる。対象はスキルを発揮するための道具にしかすぎず、いくらでも取り替えの利くものである。バリントは、例としてパイロットや曲芸師を挙げているが、数学者、理論物理学者、哲学者も多数派はフィロバットだと私は思う。実際、彼らの書いた数学や宇宙物理学（の啓蒙書）を読む時に味わう「スリル」は、日常からの超脱のスリルで、飛行のスリルと同じ質のものである。

これに対してオクノフィリアとは、対象なき空間を恐怖し対象にしがみつき膚で接していることを好む臆病な人、独りでおれない人である。

バリントの独創は「フィロバティズム」の概念創出にある。精神分析は従来もっぱら「オクノフィリア」にだけ目を向けていたと言っている。また、バリントの筆致は明らかに「フィロバティズム」に好意的である。しかし、その文章から、バリント自身はどちらかといえば「オクノフィル」、つまり甘えの人でなかったかと思わせるものがある。

わが「火星人」は「フィロバット」的傾向があり、「金星人」は「オクノフィル」的傾向があると言ってよいだろう。もっとも、一般論として「フィロバット」のほうがよいと私は思わない。「フィロバット」も出発し帰還する大地を必要とする。無限に長いロープの綱渡りというものは不可能である。

3

さて、精神病理の世界にも両方があるように思われる。数学や宇宙物理学(の啓蒙書)を読む時に確かに感じるスリルと同じものを感じさせる精神病理学の論文がある。「自己」や「他者」「世界」という言葉が縦横に使われている論文である。「フィロバット」の成果であろう。私は、これらに畏敬の念を持つが、私自身はたぶんかなりの「オクノフィル」

であって——その証拠の一つにバリントが挙げるとおり私はスポーツが下手である——、才能の乏しさとは別に、非常に一般的、抽象的な言明をしようとする時には必ずそっと袖を引いてやめるようにさせる一種の感覚を自分の中に感じる。具体的なものを対象としない時には、確かに、自分の中で引っ込み思案が生じる。

したがって、私は、自分の精神医学の枠組みの全体を明らかにできない。それは、自分にも見通せていない。そういうものが明確にできれば、非常に楽になるのかもしれないし、逆に腑抜けのようになるかもしれない。どちらになるかが分からないから、私には、明確にしようとする努力ができない。私にとって、私の精神医学は、私の前にあるのではなくて、私の背後にあるような感覚である。

そのような精神科医は、(一) 何も書かないか、(二) 症例報告を書くか、(三) エッセイかアフォリズムを書くか、であろう。

4

何も書かないのが最高であるといちおうは思う。第一、この言明には「恰好のよさ」がある。

かつて詩人ヴァレリーは「なぜ書くか」というアンケートに「弱さによって」と答えたという。彼の書いた散文のほとんどは依頼原稿であった(詩であり代表作の『若きパルク』

でさえアンドレ・ジッドの依頼によるものである）。もっとも、断り切れない弱さというだけでなくて、書こうとする内部の衝動に安易に負けてしまうという含みがあるだろう。私の書いたものも、大部分は依頼原稿である。しかし、自分を書かざるをえない場所に追い込んだことも何度かある。たとえば、後で原稿依頼の来ることのわかっている研究会に出席するなどである。これは、私が自分に書かせるように罠を仕掛けたということで、私は決して「イノセント（無罪）」ではない。

では、私が何も書かなかったら、どうなっていたであろうか。振り返ってみれば、あまりよいことになっていないのではないか。ひょっとすると独善的になるか、あるいは無内容になっていたと思う。トーマス・マンは、「もし自分が書かなかったら限りなく憂鬱になっていただろう」と言っているが、重い鬱病になっていたかもしれない。独善的あるいは無内容になる前にまず憂鬱になっていただろう。書くことは明確化であり、単純化であり、表現衝動の「減圧」である。何よりもまず、書くことに耐えない多くの観念が消え去る。あるものは、その他愛なさによって、あるものは不整合によって、あるものは羞恥によって却下される。おそらく、夜中に大発見をしたと思い、朝にその下らなさに呆れるのと同じことである。

5

では症例報告を書くということはどうであろうか。私は、ほとんどまとまった症例報告を書いていない。それにはいろいろの理由がある。怠惰とかプライバシーの侵害ということを別にして、書こうとするとどうしても一回の面接の分だけで予定の枚数を超えてしまう。自分がどう感じたか、どう受け留めたか、あるいは受け留め損なったかなど、自分の側のことも書こうとするためかもしれない。しかし、これは困難なことで結局、比較的簡単な症例しか書けない。心身症の症例が私にはいちばん書きやすいが、それはやりとりする言葉数が少なく、従って私の連想の幅も狭いからである。

統合失調症などになると、沈黙の時間、無事で過ぎた面接――そういうものに適切な比重を与えなければ、実際とはかけはなれた騒々しい報告になってしまう。

そして、頭の中に萌芽状態の仮説や疑問などをとどめておくという、あの重苦しいことが、どうも治療には重要であるらしい。個々の患者についての「ああではなかろうかこうではなかろうか」「これはどうなっているのだろう」「これはこれからどうなるのだろう」などという、漠然とした仮説や疑問である。それから、経過や基礎的なデータの記憶がある。このプレッシャーが私の日々の臨床にとって必要であるらしい。症例報告を書いてしまうと、この曖昧な雲のようなものが、明確にしすぎたものを若干残して消えてしまうらしい。症例報告を書いた後の治療は、ぎくしゃくするか、気が抜けたものになるか、いずれにせよ、少なくともしばらくはうまく行かない。

この雲の重苦しさは私にとってかなりの負担で、エネルギーを注いで維持しているらしく、転勤すると雲は見事に消えてしまう。将棋指しは自分の棋譜を全部記憶しているそうだが、これも引退すると消えるらしい。「がらがらと頭の中で何かが崩れていった」と表現した棋士があった。これに似た経験を、私は二回の転勤の時にしている。

むろん、この雲は二十四時間中、私の頭の中に漂っているわけではない。それでは日常生活に差し支える。診察が終わると、患者の顔を見てもすぐには出てこない形になるらしい。だから「さあ今日の外来は終わった」ということになってから飛び込んでくる患者は形どおりの診察、あるいはだらけた診察になりやすい。また、この雲ができるまでには何度か面接の回を重ねる必要があるようで、それができていない——ということは「患者の構造がつかめていない」と一般に言われることだが——うちは、名前と顔とが結びつかない。つまり、カルテを見て顔が浮かばないのは、この雲ができていない証拠である。中には雲がなかなかできない場合がある。これは、相性がよくないか、私には苦手の種類の病気かである。

この辺は、私の経験では詩の翻訳と似ている。今手がけている詩には「こう訳したらどうだろう」「これはどういう意味だろう」「こういうイメージでいいのだろうか」などという雲がまつわりついている。出版されてしばらくたつと、雲が消えてしまう。そして、雲のあるうちよりもずっと平凡な出来に見えてくる。これが実際の平均的読者に与える読みなのであろう。例外的に親近性のある読者だけが、雲に似たものを再現してくれるのだろう。散文の翻訳でも多少はこれはある。しかし逆に、この「雲」のできない翻訳というものは、まったくの賃仕事である。

「以上は逃げ口上ではないか、ずいぶん以前の患者についてなら症例報告も許されるだろう、二十年ぐらいで時効だよ」といわれるのももっともだと思うが、あいにく、そういう場合は、私の中でも時効になっていて、臨場感が出てこない。よくしたものである。

私の場合について書いたが、実際に、私が考えているような完璧な症例報告、つまり、患者の言葉だけではなくて、表情や姿勢、それよりもその時に治療者が立てた仮説や浮かんだ感想や湧いた感情や、さらにそれに対する治療者自身の反応、その際の表情や発言に対する患者の反応、などなどを記した症例報告が存在しないのは、私と同じ理由が大きいと思う。カルテの記載なども中程度に意味のある面接においてもっとも詳しくなるようだ。あまり意味なく流れた面接、意味はあるけれども沈黙が多かった面接はもちろんだが、非常に重要な面接においても記載はかえって簡単、それも非常に簡単になってしまう。これはほとんど法則のようなものである。安直な言葉にはならないものが多いからにちがいない。

6

結局、私のようなオクノフィリックな精神科医にとっては、エッセイやアフォリズムしかありえないのかもしれない。私の書いたものは、分解してみれば、すべてこの二つのジャンルにはいるのではないかと思うことがある。そして、オクノフィルらしく、私の書いたものには大体ひそかな宛名があって、はとんどすべて精神科医同僚であるが例外もある。いずれにしても、その人にはわかってほしいという「甘え」がある。

パトグラフィー（病跡学）というものがあって、精神科医でも、これを好む人と嫌う人とにはっきり分かれるようだが、私が病跡学会などで見るところ、どうも作家や哲学者や果ては科学者を取り上げながら、それに仮託して、おのれの臨床経験や精神病理学あるいは人間観を語っているという場合が少なくない。病跡研究——すなわち間接的データによる著名人の精神病理研究——にはそういう含みがある。実際、病跡学会の発表者にはふだん地域で日常臨床に余念のない人が目立つ（ついでながら、これに対して精神病理学会には大学関係者が目立ち、芸術療法学会にはデビューしたばかりの若い人が目につく）。飯田真先生とご一緒に『天才の精神病理』（中央公論社）を書いた時にも、私は、こうもあろうかと思われる何人かの実在の人の印象を重ね合わせて補強した。実は、それは患者ではなくて、私が若い時にいた、ある研究所の人たちに「そっとおいでを願った」、つまり部分と部分を継ぎ合わせて対象にあてはめて行った。思い返せば、そこでの対人体験だけで、私は精神科医に転じて以後一、二年の臨床体験の乏しさを補えたものである。いや、その後も長く、そこで過ごした二十歳台後半の六年間の体験は臨床に役に立った。変わった人がいっぱいいいた。いや、あそこにいるといっぷう変わった面が前に出てくるのであろうか。

ここで、もう一度振り返れば、臨床体験、すなわち患者相手の体験が与えてくれるものは——全部がそうではないけれども——主に制限的なもの、すなわち、こうしてはいけない、ああいうことをするとこうなる、というものであるようにも思われる。積極的に内容を与えてくれたものは、広い対人体験であった。異常体験というものは実はかなり類型的なものであり、そうでない体験のほうがはるかに豊富であり、分化しており、多様である。「そうでない体験」と言って「正常人の体験」といわなかったのは、患者の経験する「異常体験でない体験」をも含めるためである。

精神科医で精神医学史家であったアンリ・エランベルジェ（エレンベルガー）先生は「もしフロイトが登場しなかったならば二十世紀の精神医学はどうなっていたでしょう」という私の質問に対して、「ロールシャッハ的あるいはプルースト的なものになったであろう、あるいはウィリアム・ジェームズか」といわれたのを思い出す。フロイトも、自分と知人とギリシャ悲劇とシェイクスピアとを精神医学の重要な源泉とみなしていた。私の頭の中に凝集したり拡散している雲のような〝精神医学〟はひょっとすると少しばかりプルースト的なのかも知れない。

（『イマーゴ』第二巻三号、一九九一年）

わが精神医学読書事始め

1

私が最初に読んだ精神医学の本はミンコフスキー『精神分裂病』(1)で昭和二十九年ごろであった（現在は統合失調症と改称されている）。みすず書房から村上仁訳で出たこの本はずいぶん読まれてきたと思う。二十歳前後の私は、精神が分裂するのではなく、精神と現実とが分裂するのであると、この本によって納得したつもりになった。

そのころ私はカフカとヴィトゲンシュタイン（当時は『論理哲学論考』のラッセルによる旧英訳しか出てなかった）とヴァレリーとが座右の書であったので、ミンコフスキーひいては精神医学の世界は当時私の考えあぐねていた、自我と世界とをめぐるパラドックスに近いように思った。私が精神医学を身近かに感じた最初である。論理実証主義——私はその左派のエイヤーに一時凝ってから離れた——は統合失調症の世界と統合失調症でない世界とで何ひとつ変わらず、どちらにも通用するのではないか、そして唯我論もまた、と当時の私は思った。

こういえば大変早熟に聞こえるだろうが、私を文学と哲学の世界に引き入れた一冊は、アルゼンチンの批評家R・M・アルベレスで、その『二十世紀の知的冒険』(2)は私の買った最初のみすず本であり、カフカを教えてくれ、ヴァレリーの読み方を変えた衝撃的な本であった。引用がほとんどすべてブエノスアイレス出版のスペイン語訳であるのも、大戦中同じ知的隔離状態に置かれた私をひどく感心させた。

アルベレスはその後も本を書いているけれど、それらにはいずれも失望させられた。『二十世紀の知的冒険』も今読めばどうだろうか。

2

医学部に移った私が精神医学に進むことを全然考えていなかったといえば嘘になるが、一九五七年頃、私の友人が抑鬱的になって、私はその婚約者といっしょに京大病院に連れていった。直ちに電撃療法となって、私は付き添ったが、当時の電撃療法は私には耐えられない、私の中の何かが壊れそうだと思った。私は当直医として、主治医の指示でやむなく行った数回のほかは電撃を指示したことも実施したこともない。東大分院も、私が勤めた青木病院も、指導者の意向で原則として電撃を行わない病院であった。昭和四十年代のことである。京大の精神科に行かなかったのも、その時の暗さの印象が尾を引いてのことかもしれない。

学生時代の私の座右の書は、フランスのラボリの『侵襲学』と、ウィーンからカリフォルニアに亡命したロバート・ワーテンベルクの『反射の検査』(3)とノルウェーのアルフ・ブローダルの『臨床医学との関連における神経解剖学』の三冊であった。ラボリで自律神経系がはじめてわかった気になり、ワーテンベルクで深部反射がすべて筋−筋反射であることを知って「骨反射」だの「腱反射」だの何を七むつかしいことをいっているのだと思った。ブローダルは初版の英訳(原本はノルウェー語)を脳解剖実習の時に使った。どこに障害が起こると臨床的にどういう変化が起こるかが詳しく、構造だけを覚える虚しさから救われ、ついでに神経内科学を勉強したつもりになった。

私が精神科にそのまま進んでいたら、東北大学の本川弘一先生の「脳波」という本を齧《かじ》っていた私はそっちに行ったかもしれない。医学部に転じる時、何をやりたいかという周囲への答えは「神経生理学」であった。ブローダルのファンで当時神経内科学がないのを怪《け》しからんと思っていた私は、そういう講座があればそこへ行くのにと思った。私の精神医学は、結局ラボリから出発し、今もその影響下にある。

当時、今はすっかり忘れられているセント＝ジェルジの晩年の仕事『バイオエナージェティックス(4)』(邦訳『生体とエネルギー』)に興味を持って、一時周囲に吹いて回った。一九五八年ごろである。この本から精神医学まで持ち込んだ知識には、クロルプロマジンが2-4-ジニトロフェノール（2-4-D）様の効果を持ってミトコンドリアの電子担送系にマイナスの影響を持つという知識があって、その作用はたしかに非常に微弱だが、この薬を長く使用すると2-4-D同様に白内障ができることがあるという報告を一九六六年に読んだ。この知識は私の処方に微妙に影響している。ウィーナーは『人間機械論』[5]から読んで『サイバネティックス』[6]の数式でない部分を齧った。隣室にはいつも物理の学生が下宿して友人になっていたから、当時は門前の小僧の物理学ファンであった。その挙げ句、私はウイルス研究所「物理部」に入って医師のいない部内で苦労する。私は研究所の名までは人に話しているが、部門まで明かすのは今が最初で、むろん羞恥ゆえの秘匿である。

ついでに言うと、当時は旧制学位制度の末期に当たり、駆け込みで医学博士となられる方が多かった。忙しい先生がたに依頼された論文翻訳が生活費の足しになった。女子大生の卒論代筆というのもあった。この二つも今の私に尾を引いている。何十年か経ってから、卒論のテーマで文学の論文を書いたことがある。――

3

当時は共済年金を継続にせず打ち切ると一万円ほどくれた。精神科に移る時は、絶対に論文は書かないはずだと一万円のほうを選んだ。論文は書かないで臨床一本で行くと決めた。今教授になっている（執筆当時）のだから大変皮肉であるが、自分から論文の投稿と地位への立候補とをせずにどうして今日までこれたのか、私にもわからない。たぶん、時代が一時期私のような存在を必要としたのであろう。

精神科に入る時、私がこれで行こうと思ったのはシャラーの『ゴリラの季節』(7)である。日本のゴリラ研究隊は集団で行って餌付け法を武器とした。日本の業績、とくに個体認知法を評価するのにやぶさかでないのだが、一方で「集団だって？　餌付けだって？　エコノミック・アニマル的だなあ」と失礼な感想を持った。竹の若芽しか食べないマウンテン・ゴリラには餌付けは効かない。日本隊は「こんな高貴な動物が人間の祖先であるはずはない」とチンパンジー研究に転じたそうである。最近の分子遺伝学によるとヒトに近いのは断然チンプであるから、この眼はたしかであった。

シャラーはゴリラに会うべく、単身森に入って行った。ゴリラは全然出てこないのだが、よく見ると糞便がそこここにあるなど、ゴリラがいる証拠はいっぱいある。ゴリラが隠れて自分を観察しているのではないかという気がしてくる。彼は森と一つになり、森の一部になればゴリラと会えるだろうと思って、来る日も来る日も森の中に立っていた。ついにいくらか森の一部になれたと思った時、ゴリラがやってきて、彼と会う。最後に彼はゴリラと背中合わせで昼寝する。私も、病棟の一部になったら大丈夫で、患者と出会えるだろうと思った。私はこの一冊を持って精神科病棟に入ったと言っても過言でない。
シャラーの書いた報告書をその後読んだが、さほど面白くなかった。あそこまで行くと、論文を書くことなど、どうでもよいことになるのかもしれない。

4

私が持った最初の患者はローレンス＝ムーン・ビードル・バルデ症候群の坊やで、この症候群についてはワーテンベルクの友人のユリウス・バウエルの厚い内科診断学で知っていた。学生時代愛読していたから、幸先よい出だしだった。この子が尿毒症で亡くなった時は悲しかった。

次に持ったのは小児自閉症で、私が背中を差し出し、彼がおぶさることで関係ができた。生態学者ティンベルヘンの自閉症研究が如何に学会から無視されようと、私の体験から彼の接近法は正しいと思う。眼の威圧力を避けて背中や腰を差し出すアプローチである。基本的にはシャラーに通じる。私が、昭和四十一年当時小川信男先生によって翻訳されたシュヴィングの『精神病者の魂への道』[8]を理解したのも、シャフーの延長線上においてであった。

私はやがて統合失調症とされる患者を持つようになったが、その子は一卵性双生児で、私はシュヴィング的接近で終始した。その同胞に東北まで会いに行った。通常の精神科病院で通常の処遇をされて、口をきかずにただにこにこ笑う肥満した青年だった。この相違は私の精神医学に相当の影響を与えた。もっとも、モーツァルトとクレーとを愛し、はかない愛と恐怖とに生きつつ、がりがりに痩せて「悲しみを以て焦りの塊となって生きている」と自ら言う私の患者とどちらが幸せかと、私は時に懐疑的となった。

当時の東京ではコンラートの『分裂病のはじまり』(9)はさほど読まれていなかった。私が「これは」と思ったのはまず文体であり、それはフランス語の明晰さを以て書かれたドイツ語だと当時の私には思えた。翻訳に参与して、それはほめ過ぎであると思い直したけれども——。私には症例が面白く、また簡単にチャートに仕立てられた。ヤンツァーリクの『分裂病の経過』(10)もチャートに仕立てたが、著者が一人の患者に一回か二回しか会っていないのに興ざめした。

当時の統合失調症理解の世界は今よりももっと混沌と悲観論が支配していたと思う。一部では「統合失調症は論文にならないから研究する者がいないのだ」と言われていた。私は「目鼻のない病気などあるものか」と思い、何でもまずグラフ用紙に展開するというウイルス学時代の習慣を適用した。その際、コンラートが導きの糸になった。

私は発病過程を調べたコンラートの後を継いで回復過程を追っている気持ちになった。その時の理論的支柱の第一は、今は忘れられているが免疫学の先駆者、あの大戦下にリンパ球の意義を最初に発見した病理学者・天野重安先生が私に直接いわれた「回復の病理は発病の病理とは別個の論理の下にある」ということであった。回復においては非特異的なものの変化が重要なのである。第二は、回復の病理としてのラボリの侵襲学である。第三は、絵画と身体という、言語中心の病理では無視されている部分で、当時は右脳と皮質下を調べているつもりであった。言語中心、行動中心では変化に乏しい患者が絵画と身体とにはげしい変化を示すのをみて、私は新鮮な統合失調症像に戦《おのの》きを禁じえなかった。若くて向こうみずであった私は「今までの統合失調症論がことごとく間違いであると仮定したら何が見えてくるか」を密かに課題としたが、さすがに人に語ることはなかった。科学の世界の片隅をかじってきた私には、科学者ならそう仮定して仕事を始めるのを常識とすることを知っていたが、医学界がそれとは違う世界であることも感じていた。私は、自分が無害な存在にみえるように、絵画療法という片隅のプロであることを選んだ。

《文献》

（1）ミンコフスキー　村上仁訳『精神分裂病』（改版）一九八八年　みすず書房

（2）アルベレス　大久保和郎訳『二十世紀の知的冒険』（上・下）一九五二年　みすず書房

（3）ワーテンベルク　佐野圭司訳『反射の検査』一九五三年　医学書院

（4）セント＝ジェルジ　服部勉訳『生体とエネルギー』一九五八年　みすず書房

（5）ウィーナー　鎮目恭夫・池原止戈夫訳『人間機械論』（原書改訂第二版）一九七九年

みすず書房

(6) ウィーナー　鎮目恭夫訳『サイバネティックスはいかにして生まれたか』(新装版) 一九八三年　みすず書房

(7) シャラー　小原秀雄訳『ゴリラの季節』(ハヤカワ文庫) 一九七七年　早川書房

(8) シュヴィング　小川信男・船渡川佐知子訳『精神病者の魂への道』一九八六年　みすず書房

(9) コンラート　吉永五郎訳『分裂病のはじまり』一九七三年　医学書院

山口直彦・安克昌・中井久夫訳『分裂病のはじまり』(新訳) 一九九四年　岩崎学術出版社

(10) ヤンツァーリク　藤森英之訳『分裂病の経過』一九九三年　みすず書房

(『学術通信』第五六号、一九九四年)

＊『学術通信』は岩崎学術出版社のPR誌である。

宗教と精神医学

《問》ある宗教家から「現在の医学で精神病はどこまで治しうるか」という質問を受けた。一般に精神病には、遺伝であるとか、家相、方角、祟《たた》りが原因などの誤解・迷信があり、まちがった宗教観が入り込むことがある。この宗教家も、このまちがいに気づいており、精神病も医学に任せるべきであるか、はたしてどれくらい治るのかという疑問を持っているが、如何に考えるべきか。（京都　T生）

1

西欧の場合、精神医療には二つの起源がある。一つは行政的・管理的な立場から精神病患者を浮浪者、売春婦などとともに「働かざる者」として一括収容した「施設」（アンシユタルト）に、精神病に関心をもつ内科医が往診（ヴィジート）したことから始まる。精神病患者のみを分別収容し、また医師が常駐するようになったのはフランス革命以後であり、精神医学が内科学から分かれて大学に講座を持つようになったのは十九世紀末である。こちらは体制側の医学で非宗教的である。

もう一つは、悪魔祓い師起源で、これが脱宗教化して「自然神学」となり、それにもとづく「催眠術師」となったのはやはりフランス革命前後で、この後身が精神分析学で主に在野の開業医の学である。宗教や超心理学とは微妙な関係にある。

前者が重症・長期・貧困の患者を、後者が軽症の富裕・社会人患者を対象とするという分業の傾向があった。

日本においては、江戸幕府の掲げた「医は仁術なり」という規定は、神官僧侶による医療禁止と表裏一体であり、儒教の教養をもとにした非宗教者である医師が医術を独占するようになった。医学の脱宗教化は欧米よりずっと早くかつ徹底的であった(ただ顕著な例外として日蓮宗僧侶による狐憑き治療が認められていた)。

明治政府がこれを引き継いで、日本の医療はきわだって非宗教的、時に反宗教的である。西欧では奇跡的治癒を認めることも少なくないキリスト教が日本では伝統治療への反対者として立ち現れているという事情もある(沖縄においては「ユタ」治療をめぐっての大論争があった)。

2

日本においては、家相、方角、祟りなどを口にするかしないかは地方差が大きい。一般に浄土真宗地域には迷信が少ない。欧米でも一般に旧教地域に多く新教地域に少ない。スイスに非常に多いのはキリスト教以前の信仰が形を変えたものともいわれる。実際秋田の「ナマハゲ」そっくりの仮面行列が今なお行われていたりする。浄土真宗地域では宗教の医療への介入が少ない代わり、「お坊さまにたずねてから入院する」という患者がいてびっくりした。宗教の地域社会の掌握度が高い。

一般に「不確実な事態に不確実な技術で対応する場合に呪術があり、確実に成功する技術に呪術はない」(文化人類学者マリノフスキー)。医療は明らかに前者である。方角で病院を決めても咎《とが》められることではない。医師も大手術の前には祈る。不祥事の続く病室をこっそりお祓いする。良質な抗体を得るコツはウサギに抗原を注射するとき、「よい抗体を作ってくれよな」と頼むことだとアメリカのマニュアルにあるそうである。この考えでゆけば、処方箋を患者に渡す時「効きますように」と祈りの言葉を添えるのもよいだろう。

次に精神科の特別な事情であるが、救急患者を除いては、新患は過半数が内科医をはじめ他科の先生の紹介か、「拝み屋さん」で効果がないので来た(こちらは関西の特殊事情だろうか)。結局、一般に軽症の悩める患者は精神科以外のかかりつけの先生に薬をもらうか、(時には同時に)宗教治療、あるいは非正統治療)にかかり、その手に負えなくなったときにシキイの高い精神科の門を叩く。

重症患者を長期にわたって背負い込む宗教者はあってもきわめて少ない。非常に有名な例は十九世紀の南ドイツの牧師ブルームハルトによる悪魔つきの少女ゴットリービン・ディットウス治療であろうが（本邦に本格的研究書あり）、生涯を費して一人の治療という大事業である。幸か不幸か、末期癌患者を相手にする宗教家はおられるが、重症精神病患者に対してはごく少なく、精神科医にゆだねて下さっている。治療終了がなかなかこないからであろうか。

もう一つ。多くの宗教治療は何かの手段であり、治療そのものが目的でないことが医学と異なる。ブルームハルトは「イエスは悪魔に勝つ」ことを証するために少女の中の〝悪魔〟に立ち向かった。よくみられるのは布教の手段としての病い治しである。入信するまでは熱心だが入信してしまうと面倒をみなくなることがなくはない。

医療・教育・宗教を「三大脅迫産業」というそうだからひとのことはいえないが、罪や来世や過去の因縁などで脅かすことは非常に困る。また、自分の偉さやパワーを証明するために患者を手段とすることは、医者も厳に自戒しなければならないが、宗教者も同じであると思う。カトリックの大罪である「傲慢」（ヒュブリス）に陥らないことが大切である。

3

「精神病はどこまで治しうるか」という問い自体が宗教家的である。「癌はどこまで……」「カゼはどこまで……」という問いに医師は答えられるか。一般論を大上段にふりかざして相手に困惑を起こさせ「一本取る」のは宗教家の一部の常套手段である。

釈尊のいわれたように「老病死は不可避」である。この意味では医学は最終的には「敗北の仕方の援助」、少し敷衍すれば「できるだけうまくゆっくりと敗《ま》けるための援助」である。老病死を決定的に克服するというのは医学の現実的目標ではない。

ただ、狭義の精神病は自殺以外には死から遠い。そして、予後に非常に幅があり、経過もしばしば波瀾万丈であるから、きっと自然回復力も大きいが、それを妨げる力もいろいろあって回復が実現しないことも多いのであろう。また、精神科における「回復」とは、発病以前の状態がしばしば不安定な発病要因を含んでいるので、「病気の前よりもよい」（見栄えしなくとも安定した）状態である必要がある。

宗教家に私が期待する第一は、社会に寛容と助け合いの精神を込めてくださり、差別的なものの見方を訂正して（誰でも病いになりうることは精神病でも変わらない）、社会の「精神医療温度」を二度でも三度でも上げてくださることである。

次に「アジール」というか、病人の「駆け込み場所」「しばしの隠れ家」を提供してくださることである。この点については、私の知人の何人かの宗教家に対する評価を惜しまない。

精神医学が「魂の救済」に全然無関係とはいえないだろうが、それを目指すものでなく、人間が病いに陥りながらそれを求めるときに、その素地をつくるとか、妨げるものをわずかでも除ければそれはボーナスのようなものである。この限定がなければ精神医療も健康な技術ではありえないだろう。精神医学の目指す健康とは苦しみや脅えなしに、ゆとりを以て家常茶飯をいとなめることである。

(『日本医事新報』第三七〇二号、一九九五年)

私に影響を与えた人たちのことなど

私が神戸に来て、十年がたちました。本当にまたたく間でした。あまりこころの準備もできていないうちに、とにかく来いということでしたが、当時、師の土居健郎先生にご相談したところ、「行ったらいいじゃないか。自分も聖書の句のように風の吹くままに生きてきたんだ」とおっしゃいました。そういう言葉に支えられて、神戸に来たのですが、はたして自分はどのような仕事をしなければならないかということは、わかっていなかったのが、正直なところです。振り返ると本当に面映《おもは》ゆいことがたくさんあります。特に、私は四年ほど単身赴任していましたが、自己管理能力のない、昭和一桁終わりのほうで、身近な方々にはずいぶんご迷惑をおかけしました。

今日は何か話さねばならないのですが、私の仕事なども振り返ってみればちっぽけなものに思えてしまいます。やっているときは夢中ですけれども……。「私」とは一つの実体ではなく、多くの人々、多くの影響によって織りなされた、一つの現象であるということが半面の真理ではないかと思います。

戦争の記憶

一番大きな影響というと、人というよりは時代でした。そういう意味で昨年（平成元年）は私にとって非常に衝撃的な年でした。昭和天皇の逝去、それともう一つは、東欧の社会主義国の崩壊でした。どちらも、私と同じ世代で似たような生き方をしてきた人間には、これからも影響を残し続けるのではないかと思います。

先日、吉本隆明と西部邁の対談を読んでいましたら、吉本さんは一〇〇パーセントの国粋主義者で終戦とともに左翼に転じ、西部さんは十九歳のとき共産党に入党して最初の会合で「及ばずながらテロリストとしてがんばります」と言ったら、おまえちょっと見当違いだぞと叱られたということでした。どちらも、私の身の上に起こってもよかったことです。私は昭和九年生まれです。中国で戦争が始まったのが昭和十二年ですから、私が三歳と三カ月ですね。開戦の日のことは憶えています。というのは、その年の、二カ月前に家を替わっているからで、転居のときの風景と結び付いています。戦争が始まったということがあって、家族、家庭の雰囲気がやはり少し揺れていたということを記憶しています（父が召集される危険が眼前にありました）。太平洋戦争の始まりは小学校の二年生でした。十二月八日でした。薄ら寒い曇り日でした。

中国との戦争のときは私にはあまりよく意味がわかりませんでした。ただ翌年に私の父親が出征しましたので、戦争はいきなりずしんと私の家に覆いかぶさってきました。私の世代には、父親が兵隊に取られて一種の母子家庭になった人が多くいます。

戦争が始まったときには、私は一人っ了でかなりおませでありました。祖父母、両親、とにかくまわりは大人ばかりでした。私の話し方は今はまとまりがなさすぎる方ですけれども、三歳のときには小さな紳士のように大人の言葉を使う子どもでした。このままでいたらひょっとして〝病気〟になっていたかもしれないのですが、中学校の友人たちがそういう殻を突き崩す役になってくれたわけです。

戦前の記憶は少しはあります。たとえば、宝塚の天津乙女は祖母が大変なファンだったので憶えていますし、阪急神戸線の急行か一両だけで走っていた時代、特急が二両連結だった時代をぼんやり憶えています。

そのころアメリカやイギリスの海軍について書いてある本を、川崎重工の設計者であった大叔父から借りてきて読み、日本とのあまりの違いに驚嘆しました。これは戦争をしてもとても勝ち目がないのではないかと考えたのを憶えています。

私の祖父は早くに陸軍を辞めた軍人でしたが、そこにまだ中国に行かされて戦っている友人たちが訪ねてきて、今は「南京事件」として知られる残虐行為のことなどを話していました。今度の戦争では日本軍は勝っているとはいえないとか、「皇軍」の名に値いしないということを話していたのも憶えています。子どもに対しては油断しているものですから、そういう話を私は足許で聞いていました。それで、小学校時代には私は精神的に非常に孤立していたと思います。かなりいじめられもしました。特に、天皇を神格化するということにはどうもなじめなかったのです。

そういう中で、私は天文学を救いとしていました。結局、銀河系なり太陽系の外から見れば、この戦争というものも、みんな眼を吊り上げて負ければすべてがなくなるような事を言っているけれども本当は些細なことだろう。――それは一つの支えになりました。後に、統合失調症の人たちが天体の絵を描いたりするときにもそうじゃないかと思って聞いてみたら、やはりそうでした。統合失調症の人が回復のごく初期に太陽系の図なんかを描くのは、宇宙的な誇大妄想ではなくて、葛藤を遠くからみるという気持ちがあると思います。

もう一つは生物学でした。私のもう一人の祖父はアマチュア生物学者だったのですが、その影響でダーウィンの進化論を明治時代に紹介した、丘浅次郎の『進化論講話』をもらって読んだりしました。人間と他の生物との連続性ということを勉強することで、それでまた天皇の相対化を行ったわけです（昭和天皇も同じことを行って精神健康を守っておられたのではないでしょうか）。

もう一つは、日本というのはどういう国なのかを知ることでした。そのために外国のことをいろいろ知ろうとしました。とにかく家中の本を手当たり次第に読みました。一番読んだのは百科事典だったと思います。ヨーロッパのいくつかの国やアジアの国を勉強することで、戦争による精神的な危機を切り抜けようとしたのだと思います。これらは今も私のベースになっていると思います。

私の父親は軍人になることを非常に嫌っていまして、できるだけ平和産業（ホテルとか）のサラリーマンをして逃げ回っていたのですが、遂に召集されて、最前線に送られました。父は最後にソロモン群島のブーゲンビル島を出航する駆逐艦に拾われて、何とか内地まで帰ってきました。それまでも、どこにいるということは私には大体わかりましたので、あのあたりの地理は今でも地図が書けるぐらい暗記しています。

ところが、これだけいろいろ心理的努力をやっておきましたせいか、終戦のときのショックがあまりなかったんです。それがかえって私にはしんどいことでありました。つまり、エイヤッと切開手術してもらって膿《うみ》を出して、正反対の側にまわるほうが楽なんです。それで、中学生の私はむしろちょっと国粋主義者——といっても神懸《がか》りではないんですけれども——で、天皇制をうっかり廃止して大丈夫だろうかというような、むしろ保守的な考えの人間になりました。特に、アメリカの人たちが宣伝する民主主義というものに対して懐疑的になった時期がありました。このころ、『民主主義』という本がアメリカの勧めでしょうか、編纂され、文部省の名前で出て、みんな読んでいたわけですが、歯が浮いたような本だといって私は読まなかった。

小学生にとって戦争はしんどい時期でしたけれども、もうちょっと上の学生よりはしあわせだったと思います。というのは、もう少し上の学年の場合には、勤労動員であるとか、みそぎだとか、軍事教練もされたと思うのですが、小学生はもうとてもこの戦争には間に合わないということで、鍛錬をやや手抜きされたところがあります。いずれ本土決戦になって死ぬんだぞ、ということはしきりに言われましたが……。

戦争が長くなりますと、先生はだいたい女の先生、それに女学校を卒業したり女学校高学年だったりした人が代用教員として教えに来ていまして、結構人気がありました。思い出の中では美しい人になっていて名前をちゃんと覚えています。男の先生は、兵隊にとられない病気の先生か、戦争で怪我をした先生だけでした。その先生がたも、食うのに追われて、休講に次ぐ休講で最後にはほとんど授業がなかったんです。中には、戦争にゆかなかった安堵と引け目との混じった感情で、やたらに神懸りをよそおったり、私たちにつらく当たる人もいましたが、空襲が本格的になると、そんなメッキも剝がれ、生徒どころじゃなくなりました。警戒警報で登校中止、自宅待機となったのは、多分、校舎で大量爆死なんていうのは責任問題になるので嫌だったのでしょう。給食のワラ入りパンをとりに行くだけの日々でした。あとは野山を駆けまわって蓮の実、菱の実をとっておやつにしたりしました。あっけらかんとしたところもあった時代でした。

戦争が終わったことを実感したのは、まだ旧制であった甲南高等学校尋常科に入ったときでした。最初、試験を受けに来たとき、門柱が低くて、門の扉がなかった。つまりいつも開いているのです。そして、「甲南高等学校」と小さい横文字の表札があり、それから道がゆっくりと左に曲ってスーッと植え込みの中へ消えていって、その向こうにちょちょっと建物が見えました。この感じは私がそれまでに知っていた学校とは全然違うものでした。非常に気に入って、他の中学校を受験するのを止めてしまいました。そして入学してはじめて人生で本当の解放感というものを感じました（実際、教師の暴力からの解放でもありました）。一学年八十人で二クラス編成という非常に少人数の学校でしたから、そのときの友人たちとは今も親しくつきあっています。先生がたは二十代後半の――本当に若かったのだなあと今さらのように思いますが、当時は神様のように偉く感じていました――、その中でも物理の先生と国文の先生とが私どものグループを非常にかわいがってくれました。

書物との出会い

ところで、私が小学生のころ感銘をもって読んだひとつにシャンドという人の『地球と地質学』があります。これは進化論をさらに延ばして、地球の発生から現代まで説いた本でした。今話題になっているプレートテクトニクスの先駆であるウェーゲナーの大陸移動説を紹介していました。これが創元科学選書に入っていて、黄色の表紙で少し橙色の模様の入った本でした。何冊かの創元科学選書はそのころの私にとって宝物でした。中学校に入ってからは、古本でポアンカレの『科学と仮説』や『科学と方法』を何度も読みました。このころにはやっと新しい本も出版されるようになっていました。先生からデカルトの『方法序説』を読むように言われ、非常にわかりやすい本だと感心したことを憶えています。これは創元社へ直接買いに行きました。淀川べりの天満の焼け残りの古いビルでした。

ところで日本の詩人で最初に感心したのは中原中也です。中也の詩のリズムは、私が詩を訳したりするときの基本になっているのではないかと思います。そのころはテレビもなく、本は見つけたら買わないといつ手に入るかわからないものでした。今でも、「本飢餓」という変な病気になっていまして、本を見つけたら買っておかないともう絶対に手に入らないのではないだろうかという恐怖があります。たまたま私の高校には、九鬼周造先生の全蔵書が寄贈されていました。親友の天野貞祐先生が校長をしておられたからです。私はこの九鬼文庫に自由に入ることを許可されました。むろん七千冊の洋書を全部読んだというわけではありませんが、整然とした太い樫の本棚の列の中に埋もれていると何か霊気のようなものを感じました。一時は、学校にいたのか九鬼文庫にいたのかわからない時期がありました。ここでヴァレリーの詩に出会いました。第一外国語がドイツ語だったのでリルケのドイツ語訳から入りました。

このころ、ナチスから逃れて日本におられたハンス・ユーバーシャール先生の教えを受けました。この先生のことを随筆に書いたら懐かしがって手紙をくださる方がありました。最近も、東京のドイツ文化会館の館長さんに先生のことをちょっと言ったら、「日本に来たらその人の名を何人からも聞くのだ」ということでしたので、隠れた日本学者だったようです。先生が、日本には太陽や月を詠《よ》んだ歌ばかりで星を詠んだ歌がないと言われたので、私が藤原定家の「風の上に星の光はさえながらわざとも降らぬ霰をぞ聞く」という歌を引くと、先生は非常に喜んでくださって時々お宅にうかがったりしたことを憶えています。「先生はなぜ結婚されなかったのですか」と失礼なことをおたずねすると「Als ich Philosoph bin」（哲学者だからだ）といわれ、茫然としたことを思い出します。

大学入学の頃

昭和二十七年に京都大学に入ったのですが、そのころは宇治に分校がありました。そこの火薬庫の跡で授業があったのです。一学年だけがここで、二回生からは吉田分校でした。ここには先輩というのが全然いないわけです。全国から集まった千四百人ぐらいの人間が「こいつはどんなやつだろう」と思いながらしだいに接近するという、何か集団心理学の実験の場みたいなところでした。私は「宇治におくと火薬と学生は爆発しない」というジョークをつくりました。湿気の多いところだったからです。私は幸か不幸か、一回生を二度やりました。結核になったからです。

私は当時法学部にいました。母方の祖父は次男坊で、医者になるつもりが、長男が亡くなったために急遽家業（ナタネ油屋〝油嘉〟七代目）を継いだためについになれなかった人でした。その長女である私の母親も私に医者になってくれたらいいという気持ちを持っていたようです。しかし、私にはためらいがありました。ひとつには私の家が戦後没落したことでした。当時、医学部はインターンも含めて七年かかりましたから、それまで家計が持たないだろうと思ったのです。しかし、当時はものすごい就職難で、法学部を出ても雇ってもらうところがないので結果的には同じことでした。

結核の私を診察してくれた学生診療所のドクターは兄貴みたいないい感じの人でしたが、私が半年休んで復学するときには、ドクターのほうが結核で亡くなっていました。弔い合戦というわけではありませんけれども、このことが私を医学に向かわせたきっかけの一つだったと思います。

ちょうどそのころカフカ全集が出始めたころでした。私は一時カフカ全集ばかり読んでいた時期がありました。まるで自分のことが書いてあるような気がしたことがあります。そのころ同人雑誌にカフカ論を載せたのです。これは私が書いた評論では割と早いほうのものですが、この雑誌は全くなくなっております。まあ、なくなって幸いなようなものでありますが……。

一九七〇年以後に、コミュニストでないためには非常な論拠がいるという時代は遠くなりました。しかし、私が大学に入ったころは、今から振り返ってみればそのころも日本が社会主義になるという可能性はなかったと思うのですが、大学の中だけはちょっと違いました。共産党に入党しないためにはそれを反駁するだけのものを持っていなければならなかったのです。入るためにはそれほど堅固な論拠は要らなかったのです。中には、入らないと革命になればお前は銃殺だとか、網走へ送るぞとか妙な脅しをするのもいました。入党を勧める人はたくさんいたのですが、どうして私がそうならなかったかというと、戦争中から戦後にかけてもっともらしいプロパガンダにはすべて眉に唾を付けたほうがいいという、こまっしゃくれた考えが強かったせいだろうと思います。そのころは、マルクス主義といっても、スターリン主義でありまして、スターリンの御用学者――アレクサンドロフとか何とか今はまったく入手できないでしょうけれども——、そういう本が読まれていました。そういうものを論破するのはそんなに難しいことではありませんでした。ちょうど山村工作隊といってゲリラ戦の真似をしようとした時期でもあったのですが、私はそういってくる友人を宇治の山の上に一緒に連れていって、君はどうやってここでゲリラ戦をするのかと聞いたことを憶えています。

このときたいへん私に影響を与えたのは、ヴィトゲンシュタインでした。ヴィトゲンシュタインは当時の日本ではほとんど知られていなかったと思います。欧米でも『論理哲学論考』以外は出ていなかったと思います。たまたま、丸善で旧版の英独対照版を手に入れました。世界というものは「事実」の集合であって「物質」の集合ではないという意味のことが、最初の何行かにわたって書いてありますが、私には目から鱗の落ちるような思いがしました。

そのころの同級生にはその後劇作家になったY氏がいました。彼は非常に尖鋭な闘士でした。政治評論家のK氏も二度目の同級生で、彼のほうは逆に当時から「軍事研究会」というものを主催して、「総統」と称して部室に戦艦大和の写真を掲げて頑張っておりました。そういう意味では彼は一貫していると思いますし、雑誌『フォーカス』に載った彼の部屋を見ると、当時の京大生の下宿生活を今まで続けている人ですね。別のK氏はちょっと対人恐怖的で人前でうまく喋れない人でしたが、後に大建築家になりました。私は医学部へ入りましたが、入学してうれしかったのは甲南に入った時以来です。「法学部から解放された！」という気持ちでした。当時の京都大学では科学実験の単位をとれば文系からでも医学部専門過程に入れたのです。

結局、私は、どうなったかといいますと、当時の京都大学の「同学会」（全学自治会のこと）の人たちは私を説得することをやめました。やめたのですが、相互作用というものは必ず起こるもので、話をしに来た連中と個人的な付き合いができてしまいました。その後、結核とか不眠症とかで実務を免除する時には私がＯＫを出せばよいということになり、そういう人が、何となく私のところに話に来るようになり、私は一種のカウンセラーの役割をいつのまにか引き受けさせられたのです。

なぜか私は、最近までそうですが、歴史の十字路に立った人と巡り合うことが何度かありました。特に日本の左翼が急旋回するたびに振り落とされた人が、まあ聞いてくれということで私のところへ話に来ました。私はお寺の離れを借りて下宿していたのですが、このお寺は天台宗のお寺でした。天台宗は駆け込みに備えて、二十四時間鍵を閉めないものですから、門限がありませんでした。そうやって、運動で傷ついた人たちのカウンセラーになっていたのですが、そのためにこのお寺の名前は学生の間でちょっと有名になっていました。

一九八〇年代のいつでしたか、岩波書店の七十周年記念パーティが京都でありました。私はあまり知る人もないので、隅の席に座っていますと、何人かの人が来て「おまえ自叙伝を書くか」と言うのです。書く気はないと答えますと、「すまんけど書かんといてくれ」と言う人が何人かいました。実は私の中ではその人たちはそんなに大きなウェイトを占めていないので、万一自叙伝を書いても、その人たちのことを書くはずはないのです。しかし、彼らにとっては本当に大変な時期だったのだなあと思ったことでした。

そうしているうちに、私は、医学の中では臨床を大事にしたい、という気持ちが強くなりました。学者ではなく職人でよいのではないかと思いました。そこでたまたまクラブの先輩が働いているところへ、夜五時半から八時半までお手伝いに行って、一からいろんなことを教えてもらったのです。それはどこにも書かれていないようなことでした。例えば、当時の薬は粗雑な作りで特にアレルギーが多かったのですが、抗生物質を注射してもショックがないことを見届けるために、三十分ぐらいは待合室で待ってもらうようにする。また駆け込んできた患者の脈拍は当てにならないから、少なくとも数分は待合室で待ってもらう、というようなことです。患者に対する作法が全部経験と理論に裏付けられていることに私は非常に感心しました。

この先生は京都大学の在学最年長、在学最長記録をお持ちの方です。昭和十六年に入学し、昭和三十一年に卒業しておられます。というのは、軍隊に召集された学生には在学年数が無期限だったからです。終戦後は、どういう信用のされ方をしたのかわかりませんが、蔣介石のボディガードでした。国共会談で、蔣介石と毛沢東・周恩来のどちらの側にも立たず、中間に立って会談をガードしたそうです。そのことについては一言も洩らされませんでした。最近、ある製薬会社の雑誌に明らかにこの先生とわかる話が書いてあって、このことをやっと知ったのでした。当時は何かあるなあと思われはしましたが、とにかく場数を踏んでいるところ、たいていのことに動じないというところがただ者ではありませんでした。

この先生は、無名と言えば無名の人ですが、そのころはある病院の麻酔科におられました。先生は麻酔の前に患者にどう説明するかということで術中死を少なくできるのだとこれを非常に重視しておられました。何科に行かれても通用する「臨床家」、すごい臨床眼の持ち主でした。ちなみに、あるアメリカの学者に「どうして日本の政治家は魅力がないのか。他の国ならあれくらいの政治家ばかりだと潰れてしまう」と問われて、「日本は有名な人っていうのはたいしたことはない。無名な人が偉いので、こういう人が国を支えているのだろう」と答えたことがあります。

さて、私はすぐに精神科に進んだわけではないのです。少なくとも精神科に行く気はなかった。少しさしさわりがあるかも知れませんが京都大学の精神科は開きすぎた花（！）のような感じがしました。実際、私の同級生で精神科に行った人はひとりを除いてみんな生物学者です。

インターンは大阪大学でしました。何で大阪大学かというと、ながらく母と一緒に住んでいなかったので、久しぶりに家から通いたかったのです。この時だけ縁故を使いました。平凡で健康な一年でした。ハイキングに行ったり、喫茶店でだべったり。今、思い出してもこの年には明るい光が射しています。病院ではナースのすることをできるだけやらせてもらいました。

ウイルス研究所時代

インターンの一年間も終りのころ、京都大学の入局者懇談会に行きました。そのころは定年まぎわの先生方が多くて、戦前に「自分の医学」を作られていました。懇談会では、「何年経ったら学位をくれるか」「アルバイトをどれぐらい認めるか」という話ばかりでした。私はうつ状態だったのかもしれませんが非常に索漠とした気持ちになりました。

ちょうど私の一級上のクラブの先輩に「どこに入るんだ」と聞かれ、「どこでもうっとうしい話だな」と言ったら「それならウイルス研究所にポジションがひとつ空いているから来ないか」と言われました。これは身のほど知らずのことだったと後で思うのですが、私の中の昔の科学少年が頭をもたげまして、ひょいとウイルス研究所に入ってしまった。医学部の人はほとんどいなかったので、「おい医者、そんなピペットの吸い方があるか」とののしられながら、それでも六年間一所懸命にやったことは無駄ではなかったと思います。

ここでの経験は、科学者とは聞きしにまさる奇人の集まりだということでした。若い頃の私は飯田真先生と一緒に『天才の精神病理』という本を書きましたが、これはウイルス研究所の奇人たちをうまくつなぎあわせて作った面もあるのです。少なくともウイルス研究所の不思議な人たちを観察する機会がなければあの病跡学が成り立たなかったと思います。

ここで優れた二人の人に出会いました。ひとりは天野重安先生という方です。この方はウイルス研究所の教授になるまでは病理学教室の万年助教授でおられた方ですが、その理由として、ある臨床の教授が下した病理診断に天野助教授が異議を申し立て、教授はそれを握りつぶしたといううわさがありました。天野助教授は「臨床の人間はただの医者である。基礎医学者は科学者である。医者が科学者の言うことを無視するとはなにごとか」と怒鳴り込んでいかれた、そういう伝説がありました。かなり狷介《けんかい》な人でしたけれども、私はなぜかかわいがられまして、お前の頭は粗雑だが回転が速いと言われました。この先生が何かの折に、「中井君、発病の病理と回復の病理は違うんだよ。山登りと山下りは違うんだ」と言われました。リンパ球の免疫機能を最初に示唆する研究をされた方でした。このことは、私が統合失調症の回復過程に焦点をあてたときに、ふと思い出したことでした。

もうひとりは渡辺格先生でした。この先生はとにかく褒《ほ》めるのが上手でありました。彼自身の仕事よりも一種のプロデューサー能力と言いますか、科学者を組織して育てていく能力に長《た》けている人でした。実際、ある若い研究者がアイデアをある教授に話したら、自分の頭がいかに貧しくてアイデアが貧困であるかということを思い知らされてがっくりきて帰るのだけれど、同じアイデアを渡辺先生に話したら自分も捨てたものではないという気がしてくるという不思議な方でした。「君の研究はこういうことの一端に触れていて、こういう可能性もある、こういう可能性もある」、こんなふうに話してくれました。私は後に精神科医になってこのことを思い出し、患者さんが私に話してくれるときに、話して惨めな感じをもって帰るか、それとも、自分も捨てたものじゃないんだ、こんなところにも可能性が開けているのじゃないかと思って帰るかは、話す相手の治療者によってずいぶん違うだろうなと考えました。

当時のウイルス研究所には世界の一流の学者たちが次々と訪ねてきたので、ずいぶん「目の保養」をさせていただきました。ワトソン（二重螺旋のワトソンです）に会ったことは今でも忘れられません。ちょうどストックホルムでノーベル賞を貰って、モスクワで講演をして、ネパールを通って、日本に来たわけですが、背中にヒンズー教の神像を背負ってヒッピーのような恰好をして現れました。さっそく風邪かなにかわからない状態になって、私が京大病院に連れていって同級生に診せました。友人は、黙って突然舌圧子で口を開けさせたので、ただでさえおびえていたワトソンは、いかなる未開国に来たのかと思ったことでしょう。そのときの恐怖の表情が今でも目の前に浮かびます。

三十四歳でノーベル賞を貰うのは大変なことなんだなあと思いました。決して楽しげではありませんでした。あとで聞いたことですが、米国の厳しさと言いますか、彼に惚れてくれる女性がいないわけです。「ノーベル賞を受賞した青年」はフットボールの選手よりも価値がないという話でした。女性を追い回してもはかなく、自分の指導した女子学生と結婚しました。彼は日本での思い出が一番良かったらしくて、新婚旅行先に日本を選んで、二人が手をつないで鎌倉の建長寺の石段をおりてくる写真が私たちの間でも回覧されていました。よほど嬉しかったんだろうと思います。

精神科医になる

なぜ精神科に入ったかということですが、それまで精神科に入りそびれていたことにはいくつかの原因があります。学生のときに、同級生がデプレッシヴになったので京大病院に連れていったのですが、電気ショックに立ち会ったのです。私は非常に陰惨な暗い感じがしました。そのころは、電気部屋というのがあって、電気ショックの終わった患者さんを寝かせていました。

それ以外にも、医学研究自体が少し疎《うと》ましくなってまいりました。たとえば、私の同級生が氷バケツを持って京大の構内を歩いていたので、「何しにゆくんだ」と聞くと、「ちょっと肝臓をもらいに行くんだ」「君は内科じゃないか」「いや、外科手術のときにちょっと切り取ってもらうんだ」と言うんですね。「ぼくなんかも手術の間にいつのまにか切られてもしかたないのか」と言うと、「あたりまえだよ」ということでした。私はそのころ今よりもっと潔癖でしたから、ぞっとしない感じがしました。この男は文学部の先生に転向しました。

たまたま、私は近藤廉治先生に会いました。南信病院という開放病棟で診療しておられる近藤先生です。本当に偶然でした。彼の哲学をよく表しているのは、病院の建物ですね。二階が張り出して一階がへこんでいて、「凸」という字を逆さにしたような形になっているのです。どうしてかと聞くと、「こうしてあったら患者が飛び降りても、下は五メートルぐらい砂をうめてあるから怪我をしない。こうしておかないと、建物のすぐそばは犬走りといってコンクリートで固めてあるものなので、そこに落ちて、死ななくてもいい人が死ぬんだ」ということでした。近藤先生はいろんな精神病院に勤めて、それを肥やしにして作ったんだと言っておられました。初めて私が会ったのは近藤先生が病院を建てる前でしたが、こういう人が精神科医なら精神科医になってもいいなと思いました。

それから、そのころ薬が効くようになってきたというのもかなり大きな要因でした。学生時代の私は、クロルプロマジンの人体実験の被験者になっていましたが、精神科医になってみると、この薬は今までの薬とはまったく違うという印象を持ちました。

そして最後に、脳外科と神経内科と精神科との三つを考えました。精神科に決めたのは、当時の脳外科は、さしさわりがあるかもしれませんが、手術はいいけれどもアフター・ケアの方はまああまり考えていない。当時の神経内科は変性疾患が大部分でしたが、これは治らないので観察に徹している。せっかく科学者を辞めたので、観察はもういいと思いました。それで精神科にしたのですが、たいていの方と違うのは、私は精神科を明るい科と感じて入ったということです。つまり、少しおぼつかない表情にせよ、はげまされ、見送られて退院する人がいるという発見です。私の医学生の頃は、結核病棟でも伝染病棟でも死亡退院が多かった。大学病院はとくにそうでした。

どこの精神科に入るかということを近藤先生に相談したのですが、東大分院は当時、笠松章先生が精神科の教授でした。笠松先生はどんな人でも受け入れるから、このおっさんのところへ行ってみたら、ということになった。確かに、笠松先生は「偉大なる暗やみ」みたいな人でして、「どんちゃん」というあだ名で、週に一回ぐらいしか出勤してこない。一年に、二、三回しか顔を見ないことも多かったんですけれども、今から考えると、土居健郎先生とか、安永浩先生とか、かくいう私とか、笠松先生の門下が集まって、「ひょっとしたら笠松先生は偉かったのではなかろうか」と(笑)。

笠松先生のところへ行くと、安永浩先生がいらしたんですが、この先生には何を聞いても、「あなたはどう思いますか」としか返してこない。ところが、一年経ったら途端に私に大きく受け答えしてくれるようになったので、彼は人を信用するのに一年の観察期間が必要な人だというのがわかりました。安永先生にせよ、土居先生にせよ、私は理論から入ったのではなく、臨床を見てなるほどと思ったんです。ですから私は安永先生のファントム理論というのはわかっているかどうか自信がないんですけれども、臨床には確かに非常にピリッとした、そしてしゃれたところがありました。それから、ファントム理論というのは、私がヴィトゲンシュタインの本を読んでいたら、ちょっと貸してくれといわれて、目の前で読み出したら四十分ぐらい動かずに頁をめくって、それからしばらくして私と話を再開されましたが、そうこうしているうちにできたわけです。ですから少なくとも私は成立の現場に立ち会っていたわけです。

土居先生は怖い先生だと聞いていました。面白かったのは、誰でも精神分析の用語を使うとものすごく叱られるのです。まして二流の精神分析の論文など引用すると、烈火のごとく怒られまして、「そういうものを読むから頭が悪くなるんだ」と言われました。これは、私には都合のよいことでした。私は精神分析の本をあまり読んでいなくて、精神分析用語を使わずに話をしたので、逆に過大評価されたのかもしれません。

その間に自分でこれは見つけたと思ったのは、ドイツの精神科医が書いた、今でも私が何かの折に思い出す本ですが、クラウス・コンラートの『分裂病のはじまり』という本でした。この本の症例を読んでいると、なるほどそういえば日本の患者も同じようなことを言うなあと感心しました。最近、『スキゾフレニア・ビュレティン』で統合失調症の主観的体験を論じた論文を見ると、再びコンラートが英語圏の中に復活しているようで、ちょっと嬉しい気がしました。

また、シュルテという人の『精神療法研究』は私が最初に出した翻訳ですが、訥弁のドイツ語に感銘を受けました。私はどちらかというと、あまりときめいていない人が好きで、たとえばリュムケという人は、日本ではプレコックス感という言葉でしか知られていませんが、臨床的な英知のある人です。彼のオランダ語の著作集や二巻本の教科書を私は持っておりますが、オランダでももうあまり読まれていないらしいです。

アメリカの精神科医サリヴァンの翻訳は、井村恒郎先生から後事を託されるというかたちで始めたのですが、最初は非常に迷ったのです。そのころ、私は非常に元気があって、どっち何人かの症例について回復過程の詳細なグラフを書こうとしていました。そこで、どっちの仕事がよく読まれるかなあと考えて、結局、名のみ高くして読まれていないサリヴァンを訳したほうが、日本の精神医学はよくなるだろうと考えたわけです。しかし、サリヴァンを翻訳しようと決めて、最初二年間はまったく手が付かなかった。そのうち、文体が決まったら訳せるようになりました。最近出た翻訳（『精神医学は対人関係論である』）までには二十何年かかっているわけですから、気が長いというか、私の子どもが幼児のころから訳していたわけです。そのうちに何となくサリヴァンともつきあえるようになって、「これはどういう意味で言っているのですか」と聞くと、頭の中のサリヴァン先生が「こういうふうにいったつもりだ」と答えてくれます。そういうふうに私の頭の中にできたサリヴァンの疑似人格と対話しながら訳したりしているわけです。サリヴァンという人は、われわれが気がついていないこと、意外に新しいことを言っています。

最後になりました。私の精神医学というのができたのは、東京の青木病院にいたときです。この病院では、とにかく臨床のことだけ考えていればいいという時代だったのです。この病院は特に何かをセールスポイントにしている病院ではありません。常識的な、あるいは平凡な病院でありますけれども、治療というものには「高度の平凡性」のようなものが必要だと思います。全部、精神分析で行くとか、集団療法で行くとか、何とか療法でいくとかいうのは無理があるように思います。青木病院でも、何かの方法に統一すべきではないかということで、夜中の二時まで大激論になったことがあります。結局、当時は慈恵医科大学教授の故・中川四郎先生が傍でじっと聞いておられて、最後に、「みんなそれぞれよく考えていることがわかった。このメンバーだったら、自分が一番いいと思う精神医学でやったら、一番患者さんのためになるだろう」と言われました。それから、その病院は非常に働きやすくなりました。昭和四十四年から四十七年にかけて、三百何床の病院でひとりの自殺者も出さなかったわけです。

何といいますか、私の歩んできた道が左右しているように、話も左右してしまいました。今日はどうも有難うございました。（一九九〇年十一月十七日の講演から）

（『兵庫精神医療』第一二号、一九九一年）

＊もとは私の就任十周年記念講演である。

近代精神医療のなりたち

「近代精神医療のなりたち」をお話しする前に、日本の歴史の中で、大きな分れ目がどこにあったのか、まず頭に入れていただきたいと思います。

日本の歴史の大きな分れ目は「応仁の乱」を中心とする十四〜十五世紀と、いまから三十年ほど前の一九六〇年頃の二回だと思います。この二つがどうして大きな役割を果たしているかと申しますと、応仁の乱で日本の文化というものは一遍くずれてしまいました。当時はほとんどお葬式も行われず、死体は野ざらしでありました。せっかく築きあげられてきた日本のいろいろな文化が失われていって、庶民はもちろん、一握りの人を除いて日本人の大部分は字を知らない文盲になってしまいました。この時代をかろうじて生き延びたものは茶の湯から天皇まで非常に尊いものとされ、今に至るまでありがたがられています。

応仁の乱後、庶民の生活用品は、昭和三十五年ぐらいまでは変っておりません。たとえば、井戸の釣瓶であるとか縄の綯《な》い方や包丁、まな板などの民具、あるいは着物の着方などですね。これは日本史の専門家では常識のようなものらしいのです。つまり私のように昭和三十五年以前の生活習慣を身につけた人たちは、五百年前にさかのぼった時代でも暮らしていくことが出来ます。ところが昭和三十五年以後の日本人の生活、つまり現代の生活は根本的に変わりました。これが歴史に見る庶民生活の大きな節目です。

政治的に見ますと、一六〇〇年の関ヶ原の戦いあたりから、一八五三年のペリーの来日、また、一八六八年の明治維新が大きな変化だと思います。

こんなことを申しますのは、日本の精神医療の歴史というのは、政治的な変化と生活変化の絡み合いで変化してきたということができると思うからです。

応仁の乱以前の貴族社会の医療は、加持祈禱《かじきとう》が主で、薬といっても思い付きみたいに使っていたと推定されています。

ところが、応仁の乱以後には合理的な考えを持った堺の町人の勢力が強くなってきました。彼らは計算ずくで、危険を冒してでも中国やフィリピン、ルソン、カンボジアという所まで船を出して商いをしていた人たちですから、加持祈禱というようなものは信用しません。そして財力と情報とを持っていますから、組織的に中国の医学書を輸入し、医者を育てると同時に薬草の栽培も始めました。

それを引き受けたのが奈良の西部の二上山《にじょうさん》の麓にある当麻寺《たいま》の荘園の農民たちです。当麻寺は、荘園制度が崩壊しつつあって収入が減ってきましたから、農民との間でのギヴ・アンド・テイクでもって薬関係で生き延びる道を捜すわけです。つまり、この頃、文字を読めたのはお坊さんだけでしたから、中国の宋時代の国定処方集を読んで聞かせ、堺の町人が持ち込んできた薬草の種を、農民がお坊さんの言うとおりに栽培して生薬を作り、堺の町で売りました。しかし、江戸時代の初期に堺の港は大和川の改修で埋れてしまい、商いは大坂でされるようになります。それが現在の大阪道修町のなりたちです。武田とか田辺とか個人の名前が付いている製薬会社の祖先は、当麻寺周辺の一村から出て来た人たちです。

日本というのは面白い国で、一つの村、一つの地方が核爆発的に全国のある業種を占めてしまうことがあります。たとえば、商社の創業者の多くが近江八幡出身者で占められていたり、東京都の浴場の多くが能登半島地方出身の経営者で占められているというようにです。日本の製薬会社の経営者は当麻村の人たちの子孫で占められているわけです。法隆寺を始め、近くの古寺に詣りますと製薬会社の寄付が目立ちます。恩返しが現代まで続いているわけです。

このように、前近代の医療が成立してくるのは応仁の乱以降であり、それまでまともな医療はありません。そのうちに江戸幕府が出来まして、家康の医学の最高顧問である曲直《まな》瀬道三《せどうさん》らが「医は仁術である」と定義しました。「仁」は儒教の核心ですから、このスローガンは儒教を教養として持っている人が医療にあたるべきであって、神官とか仏教のお坊さんとか呪《まじな》い師などが医療をしてはいけないということです。これは、医療の脱宗教化という事態で、西洋では十九世紀に行われましたから日本のほうがずっと早いのです。

厚生省が出している『医制七十年史』に依りますと、明治元年の統計では、約二万人の医者がおります。この密度は現代社会のドクターの密度とほとんど一緒です。しかし、翌年には一万人となっていますから、気が引けてあとの一万人は医者と名乗ることをやめたんじゃないかと思われます。それにしても、当時の人口は三千万人もありませんから非常な高密度です。また、病院というものが未発達だったので基本的には当時の医者は皆開業医です。この性格は今も根強くあり、日本では今でも開業医中心であり、そこが一つの大きな特徴だと思います。

中国医学には身体医療と精神医療の区別がありませんが、江戸時代の漢方医の中で自分は精神医療が得意であるという人たちはいました。この人たちは実際には病院に近い建物を持っていて、そこで主に下剤を使って治療していたようです。大黄《だいおう》という薬草ですが、弱い下剤効果があり、肉良民族は野菜として日常食べていますね。ルバーブといっています。これに精神作用もあることが現代でも注目されています。

ところで「医は仁術」の例外として、「狐憑き」に対しては日蓮宗の僧侶の行う「狐払い」が認められていました。その他に、真言宗や天台宗などの密教僧が行っていた滝治療などいろいろあります。

江戸時代は、家長が一家の者の行状に責任を負うのが建て前でした。不始末があると閉門をはじめ家のお取り潰しとか家長切腹とかになりかねません。泰平の世ですが、それだけに「酒乱」もあり、遊廓へ行く金を出せと親を脅す青年もけっこういて、刀をふるってあばれたりして困ると当時の記録にあります。

現在、東京にある精神科病院の中には、日蓮宗のお寺が病院になったというものもありますし、滝治療も一九四九年までは日本の各地で行われていました。近代の西洋医学が入ってきても、精神医療だけはかなり古いものを残していて、敗戦でアメリカの占領軍が禁じるまで、個人が患者さんを預ったり、滝治療が行われていたんですね。特に滝治療は産業のない山奥の村で盛んに行われ、「それを生業としていたために患者さんを非常に大切にしていた、それにひきかえ今の病院は……」と老人たちはいっているそうです。

一九四五年、第二次世界大戦の敗戦時には精神病床数は全国で約五千床でした。ただ、当時の特殊な事態、つまり、本土決戦にそなえて傷病兵を収容するための野戦病院を確保するために、有無をいわさず精神病入院患者を退院させ、精神病院を接収したといういきさつがあります。また、精神病者のかなりの人が敗戦前後に栄養失調と結核で亡くなっておられるということもあります。一九五〇年頃には五万床位になりますが、これで戦前の水準に戻ったと思います。

その後、二十年間で五倍の二五万床になったのですが、この病床数の増加に専門家の養成がまにあわず、医療が立ち遅れたということが現代の精神病院に後遺症として残ってきたのです。

さて、一九六〇年以後のことはこのシンポジウムの次の方におまかせすることにしまして、その以前のヨーロッパの近代医療とはどういうものかということに話を移したいと思います。

近代医療のなりたちですが、これは一般の科学の歴史、特に通俗史にあるような、直線的に徐々に発展してきたというような、なまやさしい道程ではありません。

ヨーロッパの医療の歴史は約二千五百年前のギリシャから始めるのが慣例です。この頃のギリシャは、国の底辺に奴隷がいて、その上に普通の職人と外国人がいて、番上に市民がいました。当時のギリシャでは神殿にお参りしてくる人のための神殿付きのドクターと、一方では奴隷に道具一式をかつがせて御用聞きに回るドクターとがありました。

ドクターの治療を受けられたのは中間層であって、奴隷は人間として扱われていなかったのでしばしば病気になってもほっておかれました。市民は働かないで、市の真中の広場に集まって一日中話し合っているんです。これが民主主義の始まりみたいな綺麗ごとにされていますが、働かない人というのはものすごく退屈をしていますから、面白い話をしてくれる人が歓迎されます。そこでは妄想は皆が面白がって、病気とはみなされなかったようです。いちばん上の階級である市民が悩むと「哲学者」をやとってきて話をさせます。つまり当時の哲学者はカウンセラーとして生計を立てているのです。この辺はローマでも同じです。ローマ帝国は他国を侵略して、だんだん大きくなってきます。他国人を捕えて奴隷として働かせ、消耗品として悲惨な扱いをしていました。暴力の発散の対象に奴隷がなって、慰みに殺されたりしています。

そのようなローマ帝国がキリスト教を受け入れます。キリスト教は働くことの価値を教えました。「働かざる者食うべからず」とは使徒パウロのことばであり、「祈りかつ働け」は聖ベネディクトゥスの始めたベネディクト会の標語です。

ヨーロッパの医学史の中でベネディクトは無視できない一番大事な派です。ベネディクト会は、まずギリシャやローマの医学のテキストを保存し、次に修道院——これはローマの貴族の館が変化したもので、高位の神父はローマ貴族の子孫で当時にあっては大きな力を持っていた——に病床を置くことを義務付けたわけです。そこで、祈って、働いて、そして心身を病んだ人を修道院で休ませるというようになりました。キリスト教はそれまでただ働くしかなかった奴隷層の心を捕えました。無理矢理働かされていた時代から、働くことは非常に重要なことなんだということをキリスト教が示します。働かずにぶらぶらして精神的に空虚になってきていた貴族たちにも、その思想がだんだんと浸透していきました。

しかし、ここでいっておきたいのは、キリスト教は労働を無条件に肯定しているわけではないことです。これが西洋と日本との違いです。日本では、二宮金次郎のように世の中を建て直ししようという人たちは、働くことを無条件にいいとしたわけですから……。

ヨーロッパのキリスト教の場合は、アダムとイヴが楽園にいた時には働かなくてよかったんですが、蛇に教えられて、してはならないことをしてしまったために二人は楽園から追放されてしまいます。その時の神の呪いで人間の命が有限になり、また額に汗して働かないとパンが得られないこととなった。そういうことで、アベルとカインが牧畜と農業を始めたわけですから、働くことは神の呪いの結果であるわけで、ヨーロッパと日本とでは働くということに微妙なニュアンスの違いがあります。

ヨーロッパの中世というものを見ますと、非常に肯定的に書かれている本の中では、現在の精神療法にも匹敵するような素晴らしい精神療法家がいたというふうに書いてあります。むしろその点では、近代の方が遅れていたといっていいのかもしれません。

十三～十四世紀のヨーロッパは農業上の技術革新が起こりまして、森におおわれている土地がどんどん開拓され、農業が飛躍的に発展していきます。自分の森をこわしている間はまだいいんですけれども、他国の森林の開拓民となりその内に商業に乗り出して海外へ進出しようとします。現代の世界地図をみる上で、この時代が非常に重要です。今なお争乱が起こっているところには、当時ヨーロッパ人、特にドイツ人が東に移民し、スラヴ人やその他の民族が西に移住してヨーロッパが大きく動きだし、海を渡って行くだけではなく陸地を取り合いしはじめたことが六百年後まで禍根となっていることがあります。

ヨーロッパの医学史の特徴は感染症との闘いが中心だということです。七〜八世紀にはハンセン氏病がヨーロッパに入ってきます。これは、パレスチナへの巡礼が持ち帰ったということになっています。そして、一三四八年にペストが入ってくるのですが、これは、黒海沿岸に流行していたペストをイタリアのジェノヴァの船が持って帰り、ジェノヴァで流行して、やがてヨーロッパ全域に広がったものです。ペスト菌をネズミが広げて行くわけですけれども、当時はそんなこととはわかりませんから、空気が汚れているんだとかいろいろなことをいっています。小氷河期といわれる十六世紀位までがペスト流行のピークです。

小氷河期に入って、非常に寒い時期がやって来て、寒さのために生産性が下りました。十数年前にヨーロッパの農業について調べてみたことがありますが、このころのヨーロッパでは気候変動が激しいので、全然農作物が取れなかったり、またものすごい豊作の年があったりします。豊作の時には喜びの乱痴気騒ぎになり、相互に争いが起こったりするので、生産性が上ったからといって必ずしも社会が安定するとは限りません。もちろん、生産性が下れば下ったで不安定になります。そうなると宗教を理由にして戦争や魔女狩りが始まりました。魔女狩りの判決文集によりますと、例えば、「キャベツ畑に多量のカタツムリを発生せしめ、村に大損害を与えたり」「時ならぬ嵐を起こして小麦畑を全滅せしめたり」「花婿、花嫁が初夜に結ばれなかった」など、生産とか生殖に関係した理由づけが多いのですね。これで簡単に死刑にされています。

ヨーロッパの村は一つ一つが深い森に囲まれていて、ヨーロッパ人が森を怖れる気持ちはすごいものがあります。フランス革命の理論を準備したジャン゠ジャック・ルソーは「森に二十歩入れば権力は及ばず自由である」といっています。それほど、ヨーロッパ人にとって森は異界です。その森の中で薬草が取れるので老婆たちがそれを採って来て、治療に使うことが出来たのです。例えば、うら若き乙女が男に裏切られ、そのような老婆のところへ相談に行くと、うち明け話をきいてもらって惚れ薬を与えられて自信を持つようになります。そのように、心身の悩める人たちがその村の周りに集まって来て、老婆から薬草をもらって元気になります。ところが、何か凶事があると、誰かのせいにしたくなるのが人情で、「そんなに効きめのあるものを使う奴がいちばんあやしい。いいことができるなら悪いこともできるはずだ。あいつは魔女だ」ということになってしまうわけですね。それに森にはキリスト教が浸透していなくて、それ以前の宗教が残っていました。その儀式を「サバト」といって魔術のパーティとみたのです。「平地の文化」対「森の文化」ということもできるでしょう。

実は、近代医学が魔女というか治療する老婆から教わった薬というのは結構あるんですよ。たとえばジギタリスという心臓の薬がそれです。スコットランドの魔女が使っていたのを再発見したわけです。

中世の終わり頃には魔女の死刑が次々と行われ、カトリック教では魔女を判定するための基準を作るんです。しかし、それに対して、十七世紀に入ると「それは間違っている」という反対意見が出てきますね。反対理由として、同じキリスト教の枠の中ですから魔女の存在を否定するのではなく、「そんな魔女如きで神の御意志が左右されることはない。魔女の大部分は気の毒な精神病の人たちであるから、病気として治療しなさい」というんです。このように見方を変えろとせまった人に近代精神医学の父ともいわれるヨハネス・ワイエルという人があります。

魔女は周囲から呪われていましたので、これを病人として見直そうとすることは大変だったわけですけれども「要するに魔女は働かないというのが問題である」として、オランダで最初に作業所ができました。そこでは、木工作業とか紡績を行って、当時の働かないでいた浮浪者、売春婦、精神障害者たちを作業所で働かせました。これが宗教的に「神の御意志にかなう唯一の道は働くことだ」というカルヴィニズムの精神です。カルヴィニズムは本家のフランスでは弱いけれども、オランダ、スコットランド、スイス、プロシャに広まります。こう並べると、勤勉、節約、清潔、質素を旨とする国の代表みたいでしょう。この辺りから精神医療が始まるので、これは非常に重要な時期です。

当時、世界でヨーロッパの他の国より百年進んでいたといわれているオランダでは、言論の自由があり、近代的な大学がありました。世界で初めて大学病院をつくって診療を始めたオランダのライデン大学には三十床位の病棟がありました。

十七世紀に入って、ヨーロッパではハンセン氏病が激減しました。そこで、各国ではまずハンセン氏病の収容所を使って、精神病院にしたのです。ただし、純粋に精神病者だけが入っているのではなくて、浮浪者、売春婦等いろいろな人が入れられました。そこには「アテンダント」（その後は男性看護師を指すことになった）と呼ばれる監督官が置かれ、ドクターは外から訪問＝回診するわけです。病院というより施設ですから、羊を飼い、農作物を作り自活していましたし、男女混合で収容していますので子どもも生まれました。

フランス革命が起こり、フランスでは精神病院の閉鎖されている扉が開かれ、収容されている人々の鎖が解き放されました。その活動を起こしたのがピネルです。

近代の精神病院といわれるのは十九世紀ですが、この時代に男女別、急性・慢性別、更には疾患別に病棟が分けられた病院がフランスで作られ、それを真似したのがドイツです。しかし、フランス革命でフランスと戦ったイギリスでは、フレンド協会、いわゆるクェーカーの人たちが精神医療を改革しました。精神病院を田舎に持って行って、「モラル・トリートメント」つまり「人間らしい治療」をしようとしたのです。軽症の人はその村で預ってもらって、その人の具合が悪くなった時だけ病院に入れて、出来るだけ開放的にしようとしたんです。フレンド協会は、キリスト教の中で唯一、教義を押し付けたり、布教したりしない宗教で、そういう意味でも非常に素晴らしいと思います。少なくとも二十年前にはアメリカとイギリスの精神科看護師の八割から九割まではフレンド協会（クェーカー）の人でした。

十九世紀の前半、アメリカの精神病院の治療率は高く、「アメリカ的楽観主義」といわれるぐらい「精神病は治るんだ」という信念のもとに立派な精神病院が作られ、ボランティアがたくさん入りました。退院率は高く再発率が低いという素晴らしい結果が出ました。現在のアメリカでもそれだけの精神医療はやれていないと思います。

一九二〇年に、ハリー・スタック・サリヴァンという人が当時の治療を個人的に試みましたら、やはり、統合失調症患者の治療率に非常に良い結果が出ました。サリヴァンのやってきたことを調べてみますと、非常に素人くさいことをやっております。彼の面接の録音記録をみても素人くさい問答をやっておりますし、水浴にこったり、我々の聞きなれない民間療法みたいなことをしております。ただ、いつでも求められれば手をさしのべることのできる看護チームを持っていました。この素人くささが良かったんではないかと私は思います。サリヴァンと一緒に働いていたナースや看護士の証言によると、彼はむしろなよなよとした人だったらしいんですが、ドクターとして素晴らしく、患者も非常に彼を信頼していたということです。患者に対しては優しいだけでなく、喧嘩を売るようなインタビューもありますが、喧嘩をしながらでもどこかで患者を支えていたんですね。

二十世紀前半のアメリカの精神病院が、全部が全部このようなやり方をしていたわけではありません。サリヴァンのいた病院が例外です。南北戦争が始まって急に駄目になった治療率が百年以上たった今、やっと少し回復してきたところです。向精神薬が出てきたおかげでしょう。

一九〇〇年、フロイトの『夢判断』が出て、精神分析が出てきました。そして、クレペリンが、統合失調症と躁うつ病とてんかんを三大精神病とする体系を作ったこの時代には、それまでヨーロッパの多くの精神科医師が行っていた催眠術やその他の試みがすたれてきました。

この頃に、日本に近代精神医学が入ってきたので、日本の精神医療は最初から比較的スマートな体系を取り入れたといえましょう。その代わり、画一的といえるかも知れません。戦前五万床だった病床数が、この四十年間に三五万床まで増えてきましたが、これはやはり健康保険や国民健康保険の普及と無関係ではないと思います。戦前でも二十万人ぐらい入院を必要とする患者がいたと思いますが、保険制度がなくて、治療費が払えなかったことから家庭で介護されていたこともあるでしょうし、国民病ともいわれた結核の流行で平均寿命が短く、早死している人が多かったんではないかとも考えます。私が大学を出た頃に診た患者さんは若かったですね。これは年配の人は太平洋戦争で戦死したり、戦中・戦後にかけての食糧難で亡くなっているからだと思います。また、高度成長期を迎えたことや向精神薬が入ってきたために、薬によってかなりの患者さんがおとなしくなるというようなことを背景にして、増床しても病院経営が成り立つようになったというふうに考えるわけです。

歴史の井戸というのは、汲み出したらいくらでも水が湧き出てきますので、話し始めたらキリがありませんからこの辺で終りにしたいと思いますが、日本という国は常に他国と比較しながら、遅れているところを叱咤激励していくことによって進歩しています。これからも歴史を鑑《かがみ》として頑張っていきたいと思うわけです。ご静聴ありがとうございました。

（『心の健康』第四六・四七合併号、兵庫県精神保健協会、一九九四年）
＊もとは兵庫県精神保健協会年次大会での講演である。

知られざるサリヴァン

アメリカの精神科医ハリー・スタック・サリヴァン（Harry Stack Sullivan, 1892–1949）は死後半世紀、故国アメリカにおいて何度か忘却されつつ想起され直している。一九八〇年代の診断規格化と生物学的精神医学主流の時代において、サリヴァンはついに永久に忘却の淵に沈むかにみえたが、今日、筆者の知るかぎり、彼はアメリカにおいて生物学的精神科医を含めて別格の敬意を払われており、多くの大学においてレジデント研修の最後の仕上げとしてサリヴァンの集中的読書が課せられている。

しかもなお、筆者からみればサリヴァンはその全体像が評価されているとはいえない。それには、サリヴァン文書（Sullivan Archive）をその養子から贈与されたウィリアム・アランソン・ホワイト財団（William Alanson White Foundation）が文書を公開していないためもある。精神病院臨床関係の講義録はまったくわれわれの目に触れていないのである。しかし、公刊されている二冊の論文集、四冊の講義録、一冊の著作（執筆五十年後の死後出版)、一冊の症例検討会記録に関しても、引用されているのはわずかに講義録のみ、主にそのうち最もポピュラーな二冊(『現代精神医学の概念』(1)と『精神医学は対人関係論である』(2))のみであり、それもしばしば儀礼的引用にすぎない。そのなかの重要な指摘に関しての引用ではないのである。

それでは、無視されている著作はもはや過去のものであって、精神医学史の対象に属するのであろうか。そんなことはない。二冊の論文集(一九三五年までが『分裂病は人間的過程である』(3)、以後が『精神医学と社会科学との融合』(4))をとってみれば、精神病院の勤務医時代の論文を集めた前者には、統合失調症の経過、予後、処遇に関する未検討の問題提起が多数含まれており、今日でもめったに実現していないような精神病棟の設計さえある。後者には、社会精神医学的調査から対人関係論の最も精密な最終版まである。事実の細かい襞に分け入っては確実な手がかりをつかんでくるケース・セミナーのサリヴァン的リアリズムは後期の華であって、それは初心者を相手にしている刊行済みの講義録には、当然ながら、ないものである。中級者、上級者相手の講義である『精神医学の臨床研究』(5)が、その重要性を指摘されながらほとんど読まれていないことも付言しておこう。なお、われわれが手にしうる論文、試論、考察に加えて、彼が主宰していた雑誌"PSYCHIATRY"(サイカイアトリー)には彼の筆に成る巻頭言から書評までの種々の文章が署名あるいは無署名で多数掲載されているが、これに及んだ研究は筆者の知るかぎり内外ともにいまだない。依然としてサリヴァンは「知られざるサリヴァン」「アメリカ精神医学界の闇の帝王」であるのかもしれない。

精神科医となるまで（一八九二〜一九二二）

サリヴァンの生い立ちは生前ほとんど知られていなかった。漠然とニューヨーク育ちの都会人とされていたぐらいで、彼の貧窮な農場育ちを明らかにしたのは、親友クララ・トムソン（Clara Thompson）の棺前追悼演説であった。しかし、これはその性質上サリヴァンを美化しており、その後、かつての秘書ペリー（Perry, H. S.）、親友デイヴィッド・ライオック（Rioch, D. Mck.）、あるいは学位論文のために伝記を調査した心理学者チャトレン（Chatelaine, K. L.）によって補われなければならなかった。チャプマン（Chapman, A. H.）のいかがわしい伝記もそれなりに論議を巻き起こす役割を果たした。青年期のサリヴァンを直接知る人は皆世を去り、最晩年の弟子たちも高齢に達したいま、彼の伝記出版は一段落を告げたかにみえる。筆者は既刊の伝記と著作とを総合して筆者なりに彼の生涯をまず素描してみたい。

サリヴァンは、ニューヨーク州西北部（New York Upstate）の過疎地、「ハナミズキも咲かない」シェナンゴ（Chenango）河流域の小さな町に生まれたアイリッシュ三世である。アイリッシュといっても、プロテスタントならばほとんど差別されないのだが、カトリックのほうははなはだしい被差別者であってＫＫＫ団の迫害の第一対象の一つであった。前者に属する大統領ニクソン、レーガンがアイルランド系であるのを問題にもされないのに対して、後者唯一のケネディが陰陽の攻撃を受けてついに暗殺されたことが思い合わせられる。サリヴァンの母の死は土地のＫＫＫ団によって火の十字架によって祝われている。

これには長い歴史がある。アイリッシュ・カトリックは、聖アウグスティヌスの精神的系譜につながり、きわめて清教徒的でありつつ、古い土着信仰に対して寛容であり、魔女狩りには無縁であった。アイルランドは妖精が市民権を持っている国である。七、八世紀には「極西カトリック文明」（アーノルド・Ｊ・トインビー）の花を咲かせた。この時期には西欧唯一の文明世界であった。以後イギリスの絶えざる侵略に続く、クロムウェル以来三百年の植民地時代に、カトリック教徒であるかぎり土地所有と教育とを禁じられたが、その間、カトリシズムはアイルランド人の最も強固なアイデンティティであり、教会が組織する非合法の学校（hedge-school「垣根学校」）が教育の唯一の機会であった。長じては神父、外国軍人、植民者が彼らの階級上昇の機会であった。一度もイングランドに屈しなかったという家系ほど、いかに貧しくとも、精神的優位を誇りうるのであった。

プロテスタント・アイルランド人は、これに対して、おもに植民者としてイギリスから来た人たちである。イングランドにおける階級的不満者や第二級市民であるスコットランド人が多く、同じケルト族であるスコティッシュとアイリッシュの対立は二十世紀後半の北アイルランドの抗争の根源にある。これに、改宗して高等教育を受け、あるいは土地所有者となったアイルランド人の子孫が加わる。裏切者の忸怩《じくじ》たる意識を家系的ににじませている人たちである。

十九世紀前半にアイルランドを襲ったジャガイモ飢饉は、アメリカへの大量移民を促し、彼らは船底にぎっしり詰めこまれて大西洋を渡り、ニューヨークの最下級市民となった。沖仲仕、巡査、メイドなどである。あるいは西に向かう鉄道建設の工夫となった。サリヴァンの両親はともに鉄道敷設労働者としてニューヨーク州の奥地に向かった人たちの子である。

彼の父母は晩婚であった。父方の祖父は早く鉄道建設中に轢死して何の補償もなく、一家は極貧となり、父は非熟練労働者であった。母方は長命した祖母が農場主となって安定し、またのちに叔父がホテルの経営に成功している。母は弟妹を世に出すために進んで農場にとどまり、その母の補助役を引き受けた人であった。ただ母は弟妹を世に出したあとに、ほとんど燃え尽きた母は、三十二歳で年少の夫と結婚している。子どもが次々に生まれたが皆夭折し、成長したのはサリヴァンひとりであった。大人に囲まれて育つひとりっ子は、とくに大人たちが不協和的である場合、安全保障感を維持するために対人関係に敏感たらざるをえない。これが彼の理論のはるかな源泉である。彼の精神医学は自己の体験に基づく「私」精神医学の観があり、実際、偽装されてあっても、フロイトほどではないが自分を例としていることが多い。

父母の結婚生活は索漠たるものであったらしい。サリヴァンが二歳半から四歳のあいだ、母はおそらく精神病を発病してどこかにあずけられた。父が無断で身分不相応の家を購入する話をつけ、職をやめてしまった直後である。父も精神的に不安定であった。サリヴァンは祖母の農場にあずけられて、二歳半から四歳という発達史上重要な時期を過ごした。祖母はアイルランドの固有言語であるゲール語しか話さない一世であった。夫もこのとき姑の農場に移住したはずであるが、このあたりの記事は不明確である。父は労働者から農夫に転じ、一家は祖母の農場で働いた。当時は南北戦争後の不況で周囲の鉄道、運河は廃止され、人口は減少し、非行が増大した。図書館などの文化施設も閉鎖されている。現在まで続くアップステート（ニューヨーク州山村部）の過疎化である。

しかし「家畜といるときだけ少しも寂しくなかった」というクララ・トムソンの弔辞は事実ではない。弟妹の犠牲になった母とそのひとりっ子サリヴァンのために弟妹はできるだけ報いようとしている。アイルランド系は大家族的なのである。ニューヨーク市で生涯小学教師を務めた叔母は絶えず最新刊の本を送り続け、しばしば来訪して深夜までベッドサイドで知的会話を交わすことさえあった。この叔母はルーム・メートと生涯を共にしたレズビアンであった。優雅できかん気できりっとした女性である。両親はサリヴァンのわがまま放題を許していたために、この叔母がしつけ役となった。その結果、サリヴァンの著作には「矛盾したしつけをする叔母」として戯画化されて登場する。

また田舎の成功者であった叔父はそのホテルに招いて週末を過ごさせた。サリヴァンの対人関係体験を広め、対人関係観察の鋭さを養ったのは、このホテルのロビーの人々と客間に集う一族についての見聞である。このサークルから疎外されていた父にとってはサリヴァンは農事を手伝わない小暴君であった。サリヴァンを知的職業に誘ったのは叔父叔母である。母方のスタック家には、故国では神父や医師、法律家を輩出していたという家族伝説があった。信仰とイギリスに抵抗した家系の誇りとに支えられたアイリッシュ大家族システムはよく機能した。

母は農場では人生に疲弊した人であったが、叔父のホテルでは如才なく社交的であった。父さえ村の酒場ではその統合失調症親近的な気質の殻を破って、自家製のリンゴ酒を飲み、朋友《ポンユー》と政治談義をし、楽器を合奏した。こういうときにはアイリッシュの陽気さを示した。サリヴァンが、晩年、「人格は対人関係の数だけある」という周囲を驚かせた説を唱えた基礎にはこの体験があるだろう。

彼は幼児期、小児期を通じて大家族の家族関係ではけっして孤独ではなかった。叔父の子は東部の大学を出て、アイリッシュの成功者の娘と結婚した。この従弟がサリヴァンのライバルでもあり親愛の対象でもあった。これは兄弟体験に近い。悲劇はサリヴァンを招いての晩餐中に、従弟が心筋梗塞で急死したことである。このときすでに医師であったサリヴァンはなすことを知らなかった。このことはサリヴァンの深い心の傷となったと思われる。当然ながら、サリヴァンがひそかに憧れていた夫人の失望を買ったことも痛手であった。

しかし、一般に「農場の子」はアメリカの学校で一種の被差別者であるらしい。彼は農場出身であるということを終生秘密にしていたが、これはほかの精神科医にも例のあることであった。放課後すぐに学校を去って遠い家路につかなければならないこともあって、彼は村の街区部に友人をもてなかった。彼は、家庭での対人関係体験の歪みや偏りを正す「修正体験（corrective experience）」の場としての学校を重視する。手荒い扱いを受けて家庭の小暴君性を見直すことはあったろうが、この時期の特徴である仲間（compeers）との共同作業（cooperation）には満足できるほどの体験が乏しかったであろう。のちに彼は発達の「児童期（学童期）」の項を講義するとき、「経験のないことを語るのは辛い」と秘書のペリーさんに漏らしている。

これに続く前青春期の親友（chum）とともにする体験を彼はさらに重視し、人生最高の体験であり、これによってはじめて現実に即した体験加工が可能になり、相手の安全保障を自己のそれと同等に重視するという意味での「愛」を体験し、これが統合失調症からの回復の際に希望を与えるとした。この伝記的裏づけのために、親友探しが彼の死後行われ、クラレンス・ベリンジャー（Clarence Bellinger）というさらに奥の農場の子が発見された。しかし、実際には、サリヴァンはこの年長の暴君に耐える側であったようである。この子も精神科医となり、州立精神病院長として患者に温かい食事をさせる給食車を導入するなど、管理精神医学的努力に足跡を残している。二人とも終生独身であった。ベリンジャーは病院屋上のペントハウスに母と二人で暮らした。ベリンジャーのほうはサリヴァンの悪口を後年しばしば人に漏らしているが、サリヴァンは終生沈黙を守った。二人はともに少年時代の二人の関係を語らなかった。

サリヴァンは、また「めめしい男の子（sissy）」は「おてんば（tomboy）」によって成長の契機を与えられると指摘しているが、このことの伝記的基礎つまり少女との交友の有無は不明である。

サリヴァンの少年時代の体験がどの程度、その理想に近かったかは別にして、晩年に至るまで、友情は彼の対人関係の軸であった。彼は女性の社会進出のさきがけとなった女性たちと深い友情を結んでいる。精神科医クララ・トムソン、カレン・ホーナイ（Karen Horney）、フリーダ・フロム＝ライヒマン（Frieda Fromm-Reichmann）だけでなく、写真家マーガレット・バーク＝ホワイト（Margaret Burke-White）をはじめ、ニューディール時代を彩る女性政治家や作家、画家との交遊がめだつ。一方、男性の友人たちに対しては、いくぶん寄生的といえば言葉が過ぎるであろうか。友人の避暑先を訪問して長居したり、多額の金銭を借りっ放しにした。サリヴァンは非常に気前がよかったが、その反面、浪費家でもあった。とくに精神科医、精神分析医たちは、自分たちに多額の収入がある後ろめたさも手伝ってサリヴァンを援助したが、ときに憤懣を押えかねることもあった。

サリヴァンにとって重要な人間は患者であるが、これは男性にかぎり、女性は一所懸命に治療しても、治療関係はできるが病気は改善しないと告白している。患者とともに看護士も重要であり、彼はこれを統合失調症経験者や統合失調症質者から訓練した。

独身であることは知られている。長く同居して最後に養子となった男性は緊張病患者出身で、かつて友人の精神科医の医院のまえに佇んでいた少年である。彼は几帳面な秘書として、整頓がおよそだめなサリヴァンになくてはならない人となった。

サリヴァンはハイスクールの優等生で、叔母からの本によって、普通の子の知らない知識がたくさんあり、教師の「ひいき」であった。推薦でコーネル大学への奨学金つきの試験に合格し、それは地方紙に特筆された。一九〇八年、十六歳の夏である。

彼は物理学科に進むが成績は芳しくなかった。田舎の小規模校の秀才はアイヴィ・リーグでは通用しなかったのである。彼は大学の寮に巣くう非行グループの手下となった。同性愛の対象にもなったかもしれない。このグループは、代理に取りにきたと称して同寮生への送金や小包を横領していた。サリヴァンはその手下に使われたらしい。彼は「成績を理由としない退学処分」を受けているが、大学は退学理由を永久に公表しない方針であるため、真相は謎である。

その後二年間、彼がどうしていたかは今日まで不明である。この時期に統合失調症が発病していたか否かもいまだに議論の対象である。奇妙なことに、近隣精神病院のカルテはこの時期にかぎって破棄されていて、その旨の公式の回答文の写真がチャトレンの本に掲載されている。この時期にはのちに彼の庇護者となるウィリアム・アランソン・ホワイト（William Alanson White）やロス・マクリュア・チャプマン（Ross McLure Chapman 伝記者とは別人）が近隣の精神病院に勤務していることに伝記者ペリーは注目している。サリヴァンをサリヴァンたらしめる機会を与えたのは、シェパード・イノック・アンド・プラット病院長となったチャプマンである。彼が少年サリヴァンの主治医であったとすれば驚くべきことである。なお、晩年、死病にかかったチャプマンをサリヴァンは頻繁にドライブに連れだし、死の床に至るまで密着的に看護している。

二年後、サリヴァンは、叔父の援助と彼のケアに関与した町医師の励ましとがあってのことらしいが、シカゴ医学校（Chicago School of Medicine and Surgery）に入学する。一九一一年のことである。彼は長らくシカゴ大学医学部出身と誤解されていた。しかし、サリヴァンが入学したのは速成医師養成所であった。彼はほとんど出席せず、図書館に日参した。彼は終生本質的に独学者であった。もう一つの面はアルバイトである。当時は一定の単位を取得すれば産業医になれたらしい。彼は製鋼所の産業医として睡眠覚醒周期と事故発生時刻との関係に気づいている。後に統合失調症の臨床医として彼は睡眠を最も重視するが、その萌芽がすでにここにある。数カ月の消息不明ののち、一九一五年には陸軍軍曹となっている。当時は第一次大戦中で、アメリカはメキシコの政情不安をドイツに乗じられないようにメキシコに出兵した。サリヴァンはアメリカ南部に駐在して、乗馬に熱中したり、軍隊生活を楽しんでいる。『現代精神医学の概念』の一挿話である「落馬体験」もこのときである。一九一七年には生命保険会社の審査医を五社も掛け持ちしている。彼は単位不足であったが、学校閉鎖のため、最後にただ一人残った学生となり、欠格条項を大目にみてもらってドクトルとなる。兵役の勤務評定はよくなかったが、アメリカの参戦で軍人不足のためか、一九一八年陸軍軍医中尉となり、一日除隊後、大尉に昇進して復員業務に従事している。

一九一九年から二一年にはワシントン在住の叔父の一人の家に寄留している。彼はさらに昇進し、従妹と遊び、あるOLとデートもしている。彼はのちにカー・マニア、スピード狂となるが、このころからドライブを従弟と楽しんでいる。もっとも、当時の彼は反対側車線を平気で走ったらしい。久しぶりに帰郷して街の新聞の社交記事に載ったりもしている。ささやかな錦を故郷に飾ったわけである。このままなら彼は退役軍医大佐ぐらいで終わったかもしれない。

精神科医、統合失調症治療、自己の精神医学の建設、全米規模の改革（一九二二〜一九二九）

一九二一年秋、彼は連絡将校としてワシントンの連邦立精神病院セント・エリザベス(St. Elizabeths) 病院に配属された。かつてドロシー・リンド・ディックス (Dorothea Lynde Dix) 女史が精神科看護を改革した病院である。ここで、精神科医に転向を決意する。院長ホワイト (White) の炯眼《けいがん》が彼の異才を見抜いたということになっているが、ホワイトは自分の病院には定員がないとして、私立精神病院シェパード・イノック・アンド・プラット (Sheppard Enoch and Prat Hospital, Towson, Md.) に紹介している。その院長である前述のチャプマンに宛てた紹介状はほどほどのものであって、「アイルランド気質はよくわからん」とある。

この病院はクェーカー（フレンド協会）の有力者が信者の治療のために設立した精神病院であった。数十年をかけて建設された病院は、芝生と森から成る広大な敷地に破風屋根の邸宅のような病棟が散在するという、ずばぬけたものである。

クェーカーとは、かのテューク家と同じ宗派であり、ヨーク・リトリートをつくり、モラル・トリートメント (moral treatment) を創始した特筆されるべき宗派である。現に長らくアメリカ精神科看護士の主力はクェーカーであった。

サリヴァンはここで一九二二年の終わりから一九二九年秋まで、すなわちアメリカの大好況「アスピリン・エイジ」の七年間を勤務した。意外にもサリヴァンが統合失調症者を診たのはここだけである。彼は約五百人を診たといっているが、詳しく診たのは百人ぐらいではなかろうか。退院率八割、自殺者ゼロ。彼の退職後引き継いだ同僚のシルヴァーバーグ（Silverberg, W.）は、サリヴァンが去ったのち数年間の再発はきわめて少なかったといっている。

彼の方法は、神秘化されているが、基本的にモラル・トリートメントであると筆者は思う。現在公表されている彼のわずかな面接記録をみると、とくに初期のものは、その素人くささに驚くのである。しかし、当時のアメリカは素人くささを大幅に許容するよさがあった。たとえば野口英世である。彼には細菌学の知識は皆無であった。しかし、彼の師であり、転がり込んできた彼を花形の細菌学者に仕立てたフレクスナー（Flexner）も学歴はなく、彼の卒業した三流の医科大学は野口の卒業した済生学舎とかわらないものであった（野口の伝記作者I・R・プレセットによる）。

野口とサリヴァンの人生には多くの共通性がある。少数民族のスターであること、独学者、素人っぽさ、個人的魅力によって一挙に引き立てられたこと、多くの者が踏み込むのをためらうような専門領域（伝染病と統合失調症）[二]で一、二年のうちに隔絶した才能を発揮したと承認されたこと、鋭い観察者であったことなどである。また、アルコール耽溺、金銭に対するルーズさ、いささかの虚言癖、来歴の神秘化という共通性もあるが、これらはこのような経歴に伴って生じがちなものであるかもしれない。評価が極端に分かれることも、名声に比して死後は著作のさほど読まれないこと(三)も共通性として挙げることができる。

サリヴァンは精神上の師としてフロイト、マイヤー、ホワイトを挙げるが、これは大部分「挨拶」あるいは処世術であって、内心は彼らのいずれにも辛辣に批判的であった。この辛辣さは看破されてしまい、フロイトからの離反が指弾されてアメリカ精神医学の恥辱とされ、彼の生前唯一の書き下ろしの著作"Personal Psychopathology"の出版が自称友人たちの忠告によって何度も阻止されることになる。この書に扱われている同性愛肯定がタブーであったことを別とすれば、この反対は当時のアメリカ精神医学の西欧精神医学に対する追随性、二流意識を表すものである。マイヤーはアメリカ精神医学の近代化の象徴であったから、サリヴァンも、初期の論文においては統合失調症を「パレルガシア」と呼ぶような、現在では廃語となったマイヤー独自の用語体系を使用している。しかし、裏面での両者の相互評価には冷やかなものがあった。

ホワイトは「恩人」であり、コーネル大学の先輩である。また二人の間にはコーネル大学を中退し、三流の医学校に移って医師となったという共通性がある(ホワイトは父の死とそれに続く一家の破産によってロングアイランド病院附属医学校に転校している)。ホワイトは、サリヴァンが入院していたかもしれない、サリヴァンの故郷の州立病院ビンガムトン（Bingamton）州立病院長をサリヴァンの生年（一八九二年）から一九〇三年まで務めている。これから精神医学行政に転じるが、サリヴァンは軍の精神保健行政から臨床精神医学に入っている。ホワイトとの関係は、その後、学界政治においてホワイトの手足として動くという形が主となる。一九二〇年代には精神医学はアメリカの科学行政、研究助成制度において科学の一分科と認められていなかった。これを科学として承認させるために、ホワイト、サリヴァンらは、全米精神病院における研究を調査し、学会誌の水準向上に尽くし、精神医学教育革新のキャンペーンを張ったという、知られざる一面がある。しかし、ホワイトは精神分析に距離を置いていたため、サリヴァンがその財団に彼の名を冠したことはホワイトには当てつけがましく思われたらしく、かなりの不快感を表明している。

サリヴァンが精神医学にはいるに当たって頼りにした一冊の本は、長らく統合失調症の精神分析的治療史上、不当に無視されているエドワード・ケンプ（Edward Kempf, 1885–1971）の『精神病理学』"Psychopathology"（1920）で、彼の精神医学はこの本に負うところが大きい。ホワイトのもとで長らくセント・エリザベス病院副院長を務め、のちに開業して八十六歳の長寿を保ったこの精神科医の唯一の著作（七五一頁の大著）は、ダーウィンのパトグラフィーを含む斬新なものであるが、急性精神病を「急性同性愛パニック」と称するような急進精神分析性ゆえか、モスビー（Mosby）という著名医学出版社から刊行されながら、サリヴァン著作集が刊行された一九五〇年代には、アメリカ国会図書館も含めてどこにも発見できず、一九七六年のアルノ・プレス（Arno Press）復刻版はイリノイ大学図書館でついに発見された一冊に拠っている。

なお「サイコパソロジー」は当時のアメリカ精神医学界の流行語であった。今、このことばは精神症状の集合名詞の地位に転落している。はなはだしい有為転変である。

サリヴァンはドイツ語が読め、アメリカの精神科医としては例外的にドイツ文献を引用している。彼が最も親近感を覚えたのはフェレンツィ・シャーンドル（Sándor Ferenczi）であり、アメリカに彼を招待している。かなり後一九三〇年前後のことであるが、親友クララ・トムソンは断続的にブダペストに渡ってフェレンツィの分析を受けている。また彼は「関与的観察」「インタパーソナル」(四)をはじめ文化人類学の用語を多く採用するが、これは「独学者サリヴァン」の蘊蓄を傾けて、「アメリカ的科学者」としての自己を主張し、E・サピーア、H・D・ラスウェル、R・ベネディクトらとともに共同戦線を張るためである。彼はやがて熱烈なニューディール派となる。

彼の初期の臨床的成功は、次のような条件によると私は考える。

一、モラル・トリートメントの伝統

これは、彼が精神病院に入院したかどうかは別にしても、彼が感謝しているように少年時代の彼を治療したハト派的な精神科医と看護士の後を継ぐものである。彼の方法は、モラル・トリートメントを創造したクェーカーの病院であるシェパード・イノック・アンド・プラット病院だから受け入れられたのではないか。連邦立のセント・エリザベス病院においては不可能に近かったろう。

二、クェーカーの「他人への教義の押しつけの禁止」

クェーカーのこの基本的な教えからサリヴァンが学んだものは多大であったと推定される。サリヴァンは妄想を揶揄《やゆ》するが否定はせず、無害な妄想は社会復帰の妨げにならないとして退院させている。これを奇異としない環境が病院にあったのではないか。

三、同僚医師、看護士、看護婦の士気の高さ

同僚医師ハドリー（Ernest E. Hadley）は、破瓜《はか》型患者の側でじっと数時間を共にできるシュヴィング的接近法の先駆者であって、統合失調症の精神療法者としては妄想型を挑発して緊張病症状を起こさせるのを得意としたサリヴァンよりも現在の精神療法学からすれば優れた精神科医であり、その少数の論文は現在再読する価値があるだろう。サリヴァンのほうが文才があり野心的で、信仰的な制約がなかったために有名となったということさえいいうる。ハドリーは、開業した後のサリヴァンの経済的援助者であった。また、若い同僚シルヴァーバーグはサリヴァンの辞職後その方法を継承して成功を収め続けた。看護士たちは当時の地位の低さにもかかわらず、進んで精神分析を受け、サリヴァンと治療や症例検討に徹夜をいとわなかった。これは大不況以前、アスピリン・エイジといわれた一九二〇年代のアメリカの進取的精神でもあった。

四、病院の環境のよさ

シェパード・イノック・アンド・プラット病院は環境療法的なファンダメンタルズの整備された病院であった。今も全体が森と丘ばかりで建物がみえず、精神病院があるとはちょっとわからないほどのものである。

五、クェーカーたちの良心性と好況による財政的健全性

数十年をかけて病院を建設してから開院した初期の理事者たちは、教徒を中心にではあるが入院費の減免を行うなど必ずしも収益本位でなかった。また、院長チャプマンを支持した理事長は、サリヴァンの実験精神を評価し大きくフリーハンドを与えた。

六、入院患者の階層の幅広さ

クェーカーを中心とした入院患者の階層は多様であった。のちに移るチェスナット・ロッジ病院は極富裕層のみの病院である。(五)

七、アイルランド気質

サリヴァンの辛口のユーモア(それを真顔でいう〝デッド・パン〟)をはじめとするアイルランド気質(これは妄想型との面接記録によく現れている)がある。サリヴァンは聖アウグスティヌスの流れを汲むアイルランド・カトリックの雰囲気のなかで育った。カトリックの中では清教徒的といわれるのであるが、当時のアメリカの主流であったピューリタニズムに批判的となるのに適当な距離を作ったと考えられる。また、イギリスとの闘争の

核心であった抵抗精神、反逆精神の伝統があった。同じくローマ・ケルト神話に遡りつつイギリスへの不屈従の誇りをやせ我慢に包んだ家族伝説があった。さらにアイリッシュ系の大家族経験があった。サリヴァンが前青春期的雰囲気を口を極めて賛えたために、一体誰が相手かと、サリヴァンの親友探しが行われたが、ベリンジャーというボス的少年だけにすべてを帰するのは伝記作者たちがアイリッシュでなく、その大家族の中味を知らないからではないかと思われる。同年代の従兄弟、従姉妹との交流はサリヴァンの後年まで細やかであった。サリヴァンは実に父母双方の大家族のなかで気づかわれつつ育ったのである。なかでも、再《また》従兄弟でアメリカの最初期の人権弁護士「ジャッジ・サリヴァン」の存在は大きいと思われる。サリヴァン一族の今日の評価では、一家の誇りは第一がこの弁護士、第二がサリヴァンである。また、アイルランドにおける客もてなしの伝統「クアリング」は現在もアイルランド系ナースの精神医学看護に生きているらしい。「いたれりつくせりの心をこめた介護」のことである（六）。

八、軍人経験と軍事への関心

アイルランドにはかつてフランス王国やオーストリア帝国の傭兵となった時代以来の軍人伝統がある。サリヴァンの軍人適性がどうであったかは別として、彼が軍人を好み、軍事に興味があったことは事実である（七）。彼が関心をもったのは軍事の知的側面であった。すなわち戦略性、勝負師性、治療的布石の巧妙である。彼の治療には治療の政治学とでもいうべき大局観がある。

九、乱読による知識の豊富さ

彼はシカゴ時代、医学校よりも市の大図書館で過ごすことが多かった。

十、事実調査と臨場感覚の追求

社会学者ズナニエツキ（Znaniecki, F.）の『ヨーロッパにおけるポーランド農民』における社会調査とその基礎理論から学んだリアリズムがある(八)。彼の後年のケース・セミナーを読む者は、その徹底した事実調査と臨場感覚の追求に驚嘆する。彼はいい加減な記述で済ますことをけっして許さなかった。

十一、聴覚の鋭敏さ

音楽に開かれていた彼の(九)耳は患者の音調の些細な変化をも聞き逃さなかった。彼は目をつぶって面接することさえ多かった。「言語精神療法というものはない。音声精神療法があるだけだ」という名言を吐いている。

十二、素人性

とくに当時のペシミスティックな精神医学をろくに知らなかった（汚染されていなかった）ことであろう。十九世紀前半、モラル・トリートメント下に「治療酔い」といわれるほど治療中心であったアメリカ精神医学は南北戦争後の不況と西部進出の「強者の権利」思想のもとで、打ってかわって退院率最低の時代を半世紀以上経験していた。

一九二二年から二九年まで（三十一歳から三十八歳まで）は彼の収穫の年であった。以上の条件のうち、不可欠ないくつかが失われた大不況下に、彼は一九三〇年、病院を去るのである。

この七年間に、彼は診療のはか、研修医を指導し、一九二四年には第一論文「統合失調症の悪性の面と保存的な面」を執筆し、メリーランド大学で非常勤準教授として教鞭をとり、二五年にはシカゴ社会学派と接触しつつ、病院研究部長に就任し、二六年にはアメリカ精神医学会（American Psychiatric Association：APA）総会において医学教育改革を呼びかけた。またサピーアをはじめとする「アメリカ的科学」建設をめざす社会科学者と学際研究を開始し、二回のコロキウムを開催した。同時に先進的な受け入れ病棟の設計と治療実験とを開始し、統合失調症についての詳細な研究と同時に性問題についての先駆的記念碑的論文をも完成させている。二八年、彼は初の欧州旅行に出て、ワイマール時代末期のベルリンを視察、スペイン各地を旅して回る。

この時期の彼の論文は現在ほとんど読まれていないが、今日からみてなお評価されるべき独創的なものを多く含んでいる。

彼の基本線は、統合失調症の臨床的経過研究であった。そのなかで、統合失調症症状のなかには患者の生活を保存するためのものもあること、統合失調症経過後、人生の幅が広くなった者もいること、経過と予後は大幅に病前の体験の豊富さと人格の成熟度と処遇と社会復帰の過程における受け入れ状況とに依存していることを詳細な症例報告とともに指摘している。一方、派手な症状を示す緊張病的経過の予後のよさの指摘も忘れられていない。さらに、発病の二段階論、回復過程の段階論に及んでいる。われわれは、一九二〇年代の論文スタイルの古さにめげず、この時期の彼の業績を今後再評価する必要があると思われる。

しかし、不況が忍びより、またサリヴァンの急激な評価への抵抗が増大した。一九二九年、理事会は彼の研究費、病院拡充費の申請を却下し、さらに露骨なことであるが、彼が設計段階から建設を主導した新受け入れ病棟の長に彼を指名しなかった。アメリカ精神医学会（ＡＰＡ）も大方の予想に反して「医学教育小委員会」の委員に彼を選出しなかった。そして、二八年には精神医学とソーシャル・ワーカーとは社会科学研究会議（Social Science Research Council: SSRC）正会員の地位が拒絶されていた。いまだ科学にあらずとされたのである。彼は学会闘争を決意し、ＡＰＡで精神医学改革の主張を継続するとともに、かねて行っていた全米七百の精神病院のサービスと研究の現況の実地調査を公表して科学としての精神医学の承認を迫った。しかし、某有力財団は「精神医学教育評価研究」への助成申請を最終的に却下した。このようなアメリカ精神医学改革者としてのサリヴァンの側面を無視することはできない。彼はその際、きわめて戦略的布置を重視する実務家であった。しかし、精神医学界のボスたちは最後で彼を見捨てる。一九三〇年、辞表を提出した彼をシェパード病院の新しい理事たちはあっさり承認した。シカゴ大学教授に招聘する案も大学内の一部の反対によって流産した。シカゴ学派は科学基礎論においても社会学においても当時アメリカ最新最鋭を自認していたにもかかわらずである。

逆風、開業、全米的改革の試みの挫折、財団・雑誌・学校設立の成功（一九三〇〜一九三九）

彼は大不況下に病院全職員を前にして自己の精神医学を定式化した訣別講義を行い、ニューヨークに移住し開業した。叔母のいる街である。以後統合失調症者の診察を一切謝絶し、友人ラスウェルの『精神病理学と政治学』"Psychopathology and Politics"と一対をなすはずの"Personal Psychopathology"の執筆を開始した。三十八歳半ばであった。一九三一年父が死去した。彼は『アメリカン・ジャーナル・オヴ・サイカイアトリー』の実務を多年引き受けてきたのに、この年の編集主幹の交代の際、予期に反して後任になれなかった。同年、画家ジョン・ヴァッソス（John Vassos）に統合失調症体験を活写したと思われる画集『フォビア（Phobia）』を描かせて出版している。ギリシャ系のヴァッソスはサリヴァンの友人とされるが、彼の元患者ではないかと思われる。この画集はサリヴァンが論文ではあえて伏せた統合失調症発病時の生々しい描写に満ちているが、現在稀《き》覯《こう》本中の稀覯本とされている。翌三二年、彼はついに破産する。彼の医院経営は豪華な建築のせいもあり、しばしば患者から治療費をとらないこともあって、行き詰まった。しかし、個人的努力を超える大不況下であるという背景も無視できない。故郷の農場は二束三文で競売された。三三年正式に破産。同年、前にも触れたように生前唯一の著作の出版を「友人」たちが阻止した。不運がこのように重なったのが三〇年代前半であった。

しかし、同じ三三年には、かねての念願であったウィリアム・アランソン・ホワイト財団が認可された。これは現在までカンザス州トペカのメニンガー財団とともに、アメリカ力動精神医学教育研究治療を二分して支配する大財団であり、精神科看護、ケースワークの世界ではこちらの影響のほうが大きい。三五年の第一回総会においてサリヴァンは理事長に選出され、彼の裕福患者からの財団への大きな贈与があった。これをもとにワシントン精神医学校(Washington School of Psychiatry)が設立された。このころ友人の元患者ジミー青年との同居が始まった。彼はよきハウスキーパーであり、彼の孤独と神経過敏とをよく理解した。たとえばサリヴァンは電気掃除機の騒音がけっして我慢できなかった。サリヴァンの家では極度の静謐を守る必要があった。

一九三八年には、しかし、財団募金計画が挫折し、彼個人も破産の危機に瀕したが、今度は切り抜けて、同年、最近まで続いていた雑誌"PSYCHIATRY"を発刊した。ごく最近まで、紙質もタイトルのロゴも活字のスタイルもみな彼の指定どおりであった。彼はデザイン感覚に優れ、それについてはつねに一家言があった。

この年、再度の欧州旅行を行って大戦直前の世相を観察した。また、ナチスを避けて移住してくる欧州知識人、とくにフランクフルト学派を庇護した。ニューヨークの彼の診療所兼住居は梁山泊と化した。フロム夫妻も初め食客であった。アイルランド系の心理学者パトリック・マレイ（Patrick Mullahy　ムラヒともよむ）は「サリヴァンのエッカーマン」となって言行を記録し、のちにはサリヴァン理論を体系化した大著を三度ものしているが、彼も食客となっていた人である。

この時期は、ニューヨークを中心とする友人との交際が足しげく、精神科医あるいは社会学者とグループ「十二星座（Zodiac）」を形成して、サロン的論議にも耽った。一九一〇年代の乱読が二〇年代の実践を準備したように、これは四〇年代の第二の実践期の準備のためのアイドリングということもできる。このグループは晩年のサリヴァンを中心とする集団の一つの極を代表するようになる。この時期にはまたサピーアの家庭に親しく出入りし、その子どもの観察は彼の発達理論を豊かにした。多数のイヌを飼育し、この行動観察も発達理論に組み入れられている。またギボウシの育種という趣味が始まり、いろいろな変種をつくりだした。若いときからのカーマニアも高じた。この時期は、一九二〇年前後のようなくつろぎの時期でもあり、精神医学校と雑誌の発足に熱中したときでもあった。しかし、サピーアの早い死は彼にとって最大の打撃となった。彼が知的議論において自分に匹敵する者と密かにみなしていた唯一の男性であった。さらに、サピーアの家庭は彼をほとんど家族の一員のように扱っていた。この時期、サピーアの家庭が彼の〃ホーム〃であった(一〇)。彼は「ホーム」を失ったのである。

一九三九年にはニューヨークからワシントン郊外ベセズダに移住した。この年にはメンフィスにおける人種危機において黒人側に立って、これを擁護した。黒人、女性、同性愛者など、被差別者、少数者側に立つ姿勢はこの時期に明確になる。同年、ジョージタウン大学招聘の話が進んだが、カトリック系名門の同大学理事会は同性愛擁護の姿勢を嫌って却下した。しかし、戦後の同大学医学部のレジデントは、最終の第四年目をもっぱらサリヴァン理論の学習にあてるようになった(一九八四年のインフォーマントによる)。

一九三九年、スペイン市民戦争に続いて第二次大戦が始まり、アメリカは参戦か中立かで世論が二分された。この秋、連続講演『現代精神医学の概念』を内務省講堂で行った。四十八歳であった。知的公衆のまえに現れたのは、これが最初であった。このなかでサリヴァンは、対人関係論に立脚する発達理論と破綻発病論を提案した。その自己システム論は、活動しつつ自己を形成するシステムであって、「自己」と「非自己」とを区別して「自己ならざるものを解離する」汲み出し活動を絶えず行うものである。これは、一九八〇年代後半以後の免疫学における「超システム」論(多田富雄ら)をはるか以前に先取りしており、従来のシステム論(ベルタランフィー、ウィーナーら)に収まらない奥行きをもっている。この点がサリヴァンが十分理解されていない理由の一つであると思う。なお、ほとんどの場合に誤解されているが、統合失調症以外のすべての精神疾患は「自己」の失調的活動であるのに対して、統合失調症病のみは（超）システムとしての「自己」そのものの機能麻痺、崩壊、解体であるという相違をサリヴァンは強調している。したがって「非自己」として解離していた体験のすべてが覚知性に上るのである。これも現代免疫学とのアナロジーを思わずにいられない話ではなかろうか。これと関連して、この講演には今日まで最も精彩に富む統合失調症の発病過程および発病の瞬間の記述がある。また、経過と予後に関しても重要な指摘がある。そのためか、この講演が"PSYCHIATRY"誌上に公刊されたときには、重要な臨床的提言が元来の第五講のかわりに差し替えられて新しい第五講となった。その中には回復の順序として辺縁的身体感覚の意識化を第一に挙げ、第二に辺縁的思考あるいは知覚の意識化を挙げ、第三にパラタクシス的なものを一つでも意識化することを挙げているが、これはきわめて重要な実践的指摘である。さらに、精神病院の運営の基本方針とリハビリテーションについての提言がある。臨床家なら真っ先にこの章を読めとは神田橋條治氏の勧めである。

陸軍顧問に挫折、抑鬱、精神医学教育に専心（一九四〇〜一九四五）

一九四〇年、ニューディール左派を支持していたサリヴァンは大戦の危機に際して陸軍省選抜徴兵局顧問に就任した。彼は精神医学的面接を選抜に採用しようとしただけでなく、この実施のために全米を鉄道で駆けめぐる奔走ぶりを示した。サリヴァンは権力に対して両義的な面があったと友人ライオックは述べている、すなわち反撥と接近である。サリヴァンが選抜徴兵のための診断基準および面接法に関与したというのは一見意外であるが、精神医学の社会的・学界内地位向上に努力した若い日の彼の延長上として理解しうる。しかし、物理学者ファインマン（Feynman）がみずからの受けた精神医学的面接をいささか戯画的に自伝『ご冗談でしょう、ファインマンさん』に書いているが、これを信ずれば末端の杜撰さは覆いがたい（「聴えますか」とたずねられ「はい」と答えると幻聴ありとして兵役不適とされたという。なおこの検査は一般医を動員して行われた）。

それかあらぬか、一九四二年、陸軍首脳と衝突して辞職し、自宅に閉じこもった。ライオックによれば十六歳のときの危機に似ていたという。これをみかねた友人たちが、フロム＝ライヒマンの発議によりチェスナット・ロッジ病院でケースセミナー、ついでスーパーヴィジョンをやらせることにした。彼はたちまち生気を取り戻した。この年、ワシントン精神医学校はニューヨーク分校を設立した。財団理事長を辞職したサリヴァンはワシントンの本校と掛け持ちで精神医学の講義を開始した。

この講義がのちに三冊の遺著となるが、このなかに症例の記述が少ないのは、ライオックによれば、あるとき、自分の治療を美化しはじめているのに気づいて、それまでの絢爛たる症例語りをやめた結果だという。実際、統合失調症の主治医であった時代から十数年が経過していた。この時期のサリヴァン理論がいくぶんステロタイプ化されて流布されてきたのがその後の経緯である。

一方、チェスナット・ロッジにおけるサリヴァンの症例検討は一例が患者の死後に公刊されただけであるが（拙訳『サリヴァンの精神科セミナー』みすず書房、二〇〇六年）、臨場感溢れるもので、細部をゆるがせにしない徹底的な現実主義的臨床眼に依拠して、患者の対人論的・社会的側面を術語をほとんど使わずに描きだろうとしている。

原子戦争の脅威から世界を救おうとして中途に死す（一九四五〜一九四九）

一九四五年、彼は亜急性心内膜炎で重体となり、おそらくペニシリンによって奇跡的に回復した。この年、〝ヒロシマ〟により衝撃を受け、十月、不眠の一夜のなかで、世界の緊張緩和こそ自己の使命であると決意した。

講義は続けられ、一九四七年には、教科書版の『現代精神医学の概念』が知的公衆に迎えられた。対人関係論的精神医学は物理学に範をとった初期の場の理論からもっとプラグマティックな相互作用論となった。さらに、サリヴァンは、これも技法として確立したとして、しだいに「対人関係性」を強調しなくなる。あるとき、揺籃期のサイバネティックスの講演を聞き、自己の理論をより明快により一般的に述べているのではないか、将来はこちらのほうが伸びるだろうと、挫折感を語ったとライオックは記している。

一九四八年、ユネスコ国際緊張緩和プロジェクト共同声明作成に参加（パリ）、WHO設立準備に参画し、さらに大統領の密使としてベルリンに赴き、さらに学会出席を名目にプラハに赴いた。彼はCIAの前身OSSの創設期に関与しており、これらの行動もスパイぎりぎりのものであった可能性があるが、ニューディール左派であり続けた彼にしてみれば「国際緊張緩和のための精神科医としての義務」であったのであろう。ベルリン視察の感想として、対峙する米ソの心性の相似を語っている。このような活動の最中、一九四九年一月一四日、亡き母親の誕生日の朝、世界精神衛生連盟（World Federation for Mental Health: WFMH）設立準備のための会合の帰途、パリのホテル・リッツで、誰にも知られないで死んでいた。周囲に錠剤の散らばる不審死で、パリ当局の検死ののち、在仏アメリカ当局はただちに火葬に付した。遺言によりカトリック礼式により葬儀が営まれ、アーリントン陸軍墓地に埋葬された。死後無一文であったという。

死後のサリヴァン

これについては、まず、一九九四年の『日本病跡学会雑誌』掲載の拙論をほとんど訂正せずに再掲せざるをえない。すなわち――

生前の彼は「奇跡的統合失調症治療者」「アメリカ生《は》え抜きの卓越した精神分析医」「不遜なフロイト改竄《かいざん》者」「過激な病院改革者」「学会の喧《やかま》し屋」とされていたが、公衆はもちろん、専門家にも未知の存在であった。しかも「アメリカ精神医学界の闇の帝王」とされていたのは、不況下のアメリカ精神科医の苦悩が生んだ憧憬の対象としての虚像である。しかし、彼らの士気維持の最後の砦となっていたと言ってよかろう。アメリカの精神看護学界も二十世紀後半を通じてサリヴァニアンである（バーバラ・J・キャラウェイ『ペプロウの生涯』星野敦子訳、医学書院、二〇〇八年）。彼は、世界的なファシズム隆盛期にはアメリカ民主党左派や亡命してきたヨーロッパの精神療法家と親交を結んで孤独から逃れている。戦後、復員学生が大量に精神科を志し、彼のファンとなった。また男子看護師を僚友としたところなどからか、コメディカルの希望の星ともなった。

クララ・トムソンの弔辞は彼が農場出身であることを明らかにし「家畜といるときだけ寂しくない」幼年時代、母のダミーだった少年時代などを強調した。この強調が二十年間通用した。それはアメリカにおける人種的宗教的マイノリティ、精神病者、農場出身者、学歴不足者、競争からの脱落者、孤立者を勇気づけるものであった。

その後の伝記の議論は以下の点に集中している。

①同性愛者だったか、そうだとすれば、いつどこで誰と？
②統合失調症を経験しているか、いるとすればいつどこで？
③母の誕生日における彼の突然死は自殺ではなかったかどうか？
④彼の陸軍との関係、カトリックとの関係はどうか？

アメリカ東部の精神医学エスタブリッシュメントはサリヴァン問題に過敏であり、文書類は未公開であり、彼の危機の時代の近隣の州立病院群の病歴は全部破棄されている。精神異常との関連でいえば、確実にアルコール乱用者であり、窃盗の少年非行の既往があり、浪費家、借金踏み倒し常習者でもある。精神医学を離れては虚言症に隣りするホラ吹きでもあった。野口英世との類似性が思い浮かぶ。なお、野口とサリヴァンの二人の主治医が、たまたまであろうが、同一人物、ユダヤ系の名医エマヌエル・リブマン（Emmanuel Libman）である。

一九五〇年～六〇年代に彼の著作集が出版されたが六巻で中絶したままである。サリヴァン関係者がサリヴァンとの関係を否《いな》み、彼からの引用を避けたのはマッカーシズムの嵐との関連において了解できる。サリヴァンが生きていれば非米活動委員会に喚問されたのはまずまちがいない。エリック・エリクソン（Erik H. Erikson）もサリヴァンの引用を消去しており、結果的にエリクソンの発達論の独自性が過大評価された。

サリヴァン再発見の口火を切ったのは英国のラング（Laing レインといいならわされている）である。同時期、オランダのファン・デン・ベルフ（van den Berg）、ドイツのルートヴィヒ・ビンスワンガー（Ludwig Binswanger）、オーストリアのヨーゼフ・ラトナー（Josef Rattner）、イタリアのガエターノ・ベネデッティ（Gaetano Benedetti）、日本の井村恒郎らがサリヴァンを評価し始めた。

一九七〇年代、公民権運動、ベトナム戦争、対抗文化、同性愛公認の波に乗って、サリヴァンはこれらの問題を先取りしていた、真に「アメリカ的な精神科医」(ペリー伝記の表題)であったという神話が生まれた。晩年の彼に学んだ人たちが学界の主導権を取る年齢に達した。サリヴァンの同世代の友人がWASP(アングロサクソン系白人プロテスタント教徒で「真正アメリカ人」を誇る人々)かユダヤ系であったのに反し、弟子たちは東欧、北欧などの新マイノリティである。彼の図書出版が再開されたのは一九七〇年代の一時期である。「サリヴァン・コロキウム」も行われた(中井久夫・松井律子訳『みすず』)。学界の長老もサリヴァン追認の儀式を行った。この時期の嵐のような精神医学、精神病院批判のなかで「アメリカにもこのような精神科医がいたのだ」ということは、アメリカ精神医学界の免罪符になった。そもそも最初のロボトミー反対者であった(一九三九年)。ただアメリカ精神科医はサリヴァン理論を発展させるよりも、解説と応用に終始した。引用一つをとっても、ごく一部の人を除いてさほどサリヴァンを読みこんでいないことがわかる。これは井村恒郎がつとにアメリカ人に向かって指摘していたところであった。

一九八〇年代は第二の忘却期であり、統合失調症診断の混乱の最大の犯人とされた。九〇年代のサリヴァンはどうであろうか。私には彼の「自己システム」論は免疫学などにみられる新しいシステム理解のもとで、以前よりも正当に理解することができるようになったと思われるのだが。アメリカ人に absence of Sullivan(サリヴァンは欠席)といわれたが、Dante Cichetti and Cohen "Developmental Psychopathology"（発達精神病理学）初版にはかなりの引用がある。一九九〇年代は、アメリカの生物学的精神医学者が力動精神医学の直観的言説を科学的に証明しようとした時期である。しかし、二〇〇七年に出た第二版にはその痕跡もない。

中間的結論

（一）彼は統合失調症親近病質であった。あるいは統合失調症であり、それも少年時の一過性のものでなかったかもしれない。アルコール乱用、ジョーク、親友とくに女性との性抜きの交際とおそらく同性愛、浪費、気まぐれの許容される環境が彼の活動を維持し、また妄想的固着を起こさせなかった。その代償は彼に終生つきまとった「恐怖発作」であったと私は推定する。結婚しない理由にこれを挙げたことがある。

（二）彼には全体的改革に出ようとする「生活拡大拡散期」と自己の城を築いてここで革新を行おうとする「生活縮小充実期」とが交替して現れる。前者は必ず失敗し、後者において成功する。ただし、この交替は、躁うつの気分交替でなく、時代の圧力の突然変化（不況、戦争、原子時代）のたびごとに全体指向性が励磁され、不安が「先取り」的な構えを前面に押し出し、孤独な闘争を行わせるものであって、最後に彼は世界を救おうとして倒れるのである。

（三）彼の伝説は世間からみて「精神科医はこのようであるはずだ、あるいはかくあらまほしい」という時代時代の要請による虚像の面がある。そもそも、彼は孤独でなかった。農場の子だが叔母を通じてニューヨークの最新の知識を吸収して育った早熟児である。以来、本質的に独学者であり、乱読者で、彼の理論の多くは人の読んでいない最新の多領域の理論を組み合わせたものが多く、折衷的である。彼自身、良き精神医学の理論は折衷的であるとして折衷主義を擁護している。「対人的」「パラタクシス的」「（対人の）場」「エンパシー」「前青春期」皆しかりである。しかし、治療は戦略的で方法は伝達可能であった。彼の理論は通俗化したが、その独創性は今後また再評価される可能性があると私は思う。サリヴァンはまだ十分読み込まれているとはいえない。

（四）彼のさまざまな側面は彼のいうとおり「対人関係の関数」である。生活のみならず理論も相手に応じてつくられている。彼はさしあたり同時代の精神科医がわかるような理論として「対人関係論」を組み立てたかもしれない。晩年の講義の対象は初心者か、頭の固い既成精神科医であるから、晩年の講義だけでは彼を十分理解したことにならないかもしれない。彼は「統合失調症者の真の恐ろしい体験は職業精神科医の好奇心から守られるべきだ」と考えていたふしがある。その傍証の一つは、最初の『現代精神医学の概念』における発病の生き生きとした描写からの、その後の講義の後退、患者治療の体験を親友にも語らなくなったことである。また『精神医学は対人関係論である』には恐怖体験の諸様相が散りばめられ、どこにもろくに説明がないが、発病と関連してきわめて重要な位置を与えられている。これこそ画家ヴァッソスに描かせながら自己の関与を否定した"Phobia"(フォビア)体験であるまいか。

注

(一) サリヴァンは、後年、精神病院勤務時代にも「ミス・サリヴァン」と陰でよばれていた。女性的な印象を与える青年であったらしい。

(二)・野口のスピロヘータの微細形態学のなかには電子顕微鏡の登場をまってはじめて一般に承認されたものもある。

(三) この点では学問の性質の差だけでなく、サリヴァンと野口とでは比較にならない。野口はどういう意味でも理論家とはいえない。

(四) わが国では「対人的」と訳されるが最近の中国文献では「人際的」が普通となった。

(五) シェパード病院もいまは富裕階層の病院となった。

(六) 東部にはアイルランドから出稼ぎに来るナースが今日でもある。

(七) これはリベラルな彼の友人の奇とするところであった。しかし、彼は彷徨時代を救った陸軍に終生感謝していた。また、一族には将官を含む軍人が少なくない。彼の墓碑銘は「陸軍予備軍医大尉サリヴァン」である。もっともこれは無一文の彼を葬る方便だったかもしれない。彼の墓はワシントンのアーリントン陸軍墓地にある。

(八) サリヴァンは全面接記録を録音した最初の精神科医の一人である。

（九）ケネディに先立つアメリカ知識人最初のモーツァルト賛美者である。
（一〇）サピーアの前大人の統合失調症治療にサリヴァンが関与しているという縁がある。
（一一）戦前早く性格異常まで分類診断を試みて、一般に疾病の定義をきちんとしている彼には見当外れの非難である。

●サリヴァンの主要著作

A　講演集

（1）Conceptions of Modern Psychiatry（1939, 1941）, William Alanson White Foundation（一九四七年、教科書用公刊本、戦時紙装）、Norton, New York（一九四九年、市販本）——中井久夫、山口隆訳『現代精神医学の概念』みすず書房（一九七五年）。

（2）Interpersonal Theory of Psychiatry, Norton（1952）——中井久夫、高木敬三、宮崎隆吉、鑪幹八郎訳『精神医学は対人関係論である』みすず書房（一九九〇年）。

（5）Clinical Study of Psychiatry, Norton（1956）——中井久夫、山口直彦、松川周悟訳『精神医学の臨床研究』（一九八三年）。

以上三冊には筆者の知るかぎりFertrinelli社のイタリア語訳、『精神医学は対人関係論である』にはズーアカンプ社のドイツ語訳がある。

B　論文集

（3）Schizophrenia as a Human Process, Norton（1962）——中井久夫、加藤しをり、岩井

圭司、安克昌、田中究、片岡昌哉訳『分裂病は人間的過程である』みすず書房（一九九五年）。

（4） Fusion of Psychiatry and Social Sciences, Norton（1964）（『精神医学と社会科学との融合』）。

論文集は、筆者の知るかぎり、他言語への翻訳はない。

C　症例検討記録

A Harry Stack Sullivan Case Seminar. Treatment of a Young Male Schizophrenic, ed. by Robert G. Kvarnes, Gloria H. Parloff, Norton（1976）――野口昌也監訳『サリヴァンのケース・セミナー』岩崎学術出版社（一九八〇年、絶版）。中井久夫訳『サリヴァンの精神科セミナー』みすず書房、（二〇〇六年）。

なお、サリヴァンの全著作目録は、『サリヴァンの生涯Ⅱ』邦訳の巻末にある。

●伝記

I　Chapman, A. H.: Harry Stack Sullivan: The Man and His Work. G. P. Putnam's Sons, New York (1976).

五十一ページを伝記に割いているが、それは下記ペリー（Perry）の伝記の校正刷を盗み見たものであるという主張がペリーからなされ、紛争に発展した。ペリーの伝記に採用されていない記事をも含むが、一般に信憑性に関しては慎重でなければならないようである。なお、ペリーとは逆に、サリヴァンの同性愛についてはスキャンダラスな表現があり、サリヴァンの統合失調症罹患に対しては否定的で「サリヴァンが自説の正しさを補強するために噂をまいた」という見解を出す。一般にサリヴァンの紹介の立場を取りつつ、悪意がめだつ書である。邦訳（岩崎学術出版社）があるが未見。

Ⅱ Chatelaine, K. L.: The Formative Years of Harry Stack Sullivan. University of America Press, Washington, D C. (1981).

著者はサリヴァンの活動したメリーランド州のコミュニティ・カレッジの心理学準教授で、学位論文である。粗末な装丁で文章も構成も拙劣であるが、一次資料にみるべきものがある。シェパード病院の看護士、看護婦のインタビュー記録が重要である。

Ⅲ Harry Stack Sullivan Colloquium. PSYCHIATRY, 41 (5) (1978).

中井久夫「アメリカにおけるサリヴァン追認――サリヴァン・コロキウム（一九七七年）の紹介を中心として1・2」『みすず』二二九号、二三〇号（一九七九年）。

中井久夫『アメリカにおけるサリヴァン追認』にほぼ全面的な紹介がある。シェパード時代のサリヴァンの面接記録と当時同僚であった一女医の証言を含む。

Ⅳ Perry, H. S.: Psychiatrist of America; The Life of Harry Stack Sullivan, 1982. The Belknap Press of Harvard University Press, Cambridge, Ma. (1982).

中井久夫、今川正樹訳『サリヴァンの生涯Ⅰ・Ⅱ』みすず書房（一九八五年、一九八八年）。

Belknapは「ベルナップ」と読む。公式伝記である。のちに社会学者になった晩年の秘書、サリヴァン著作集の編集者によるもので、二十年に及ぶ詳細な調査によるものであるが、当然、英雄伝的である。サリヴァンは統合失調症罹病を直接著者に告白している由である（このことを『分裂病は人間的過程である』の原著序文に記したことが、ペリーがサリヴァン遺著編集委員会の怒りを買う結果となり、ほかに人を得ないこともサリヴァン著作集編纂の停止と関連している。マッカーシズムという時代的背景もあるが）。逆に同性愛に関しては慎重である。なお、邦訳は末尾に中井の作成にかかるサリヴァン著作総目録を掲載してある。

V　Rioch, D. M.: Recollections of Harry Stack Sullivan and Development of His Interpersonal Psychiatry. PSYCHIATRY, 48 (2): 141-158 (1985).
中井久夫、松井律子訳「回想　ハリー・スタック・サリヴァン」『みすず』三二八―三三一号（一九八八年）。

晩年の友人でチェスナット・ロッジで研究していた行動科学者であり、妹が精神科医として三〇年代のサリヴァンと親しかった。老人の文章でまとまりはよくないが、かけがえない価値をもつ。

Eduardo Weiss によるペリー伝記への批判が、ウィリアム・アランソン・ホワイト精神医学校のビュレチンに掲載されていると聞くが未見。チャプマン、チャトレン、ライオックの伝記のうち、ペリーの伝記に載っていない事項は邦訳ペリー伝IIの末尾にかなり詳細に項目をあげて記載してある。

VI　Thompson, C.: Harry Stack Sullivan: the Man. In Schizophrenia as a Human Process (op.

cit.)（1949）.

追悼演説であるが、長くサリヴァンの唯一の伝記であった。邦訳『分裂病は人間的過程である』に掲載されている。

●サリヴァン監修の画集

Ⅶ　Vassos, J.: Phobia.

この一九三〇年頃に出版された画集は未見。まったくの稀覯本であるという。戦後、Dover Publications からヴァッソスのこの画集とほかの画集とから抜粋した画集が出た。前者にはサリヴァンの意志で、監修への言及がないが、後者には「H. S. S. の Polychromatic な（多色的――目も彩な）思い出に」との献辞がある。この画集の日本での刊行は、原出版社より一切回答がないまま今日に至っているので見込薄である。模索しているので、いま手元にない。

（松下正明編著『続・精神医学を築いた人びと』下巻　ワールドプランニング、一九九四年）

II

統合失調症問答

——統合失調症はどういう病気ですか。

日本とはどういう国ですかという問いと同じで一言では答えにくい。私なりの考えをお話ししますが、あんまり金科玉条にしないでほしいのです。

——まず、何か、病理的な変化があるのですか。

身体病理的な変化ということですね。光学顕微鏡や電子顕微鏡的な変化で確実なものはないですね。

——走査型電子顕微鏡ではどうですか。あれは細かいひだまでよく映し出しますが。

この顕微鏡で研究している人に聞くと、新鮮な材料でないと駄目だろうということです。それは、人間では許されないことですね。大体、統合失調症でなくとも、一般に死に至らない病気で、動物にはない、実験的にも作れない病気の病理学的研究は、あまり進まないものですよ。

――物質的な変化はないんですか?

こうしてお話ししている間も、おたがいの脳の中にはめまぐるしい物質的変化が起こっているはずですね。そういう水準の変化はあるでしょう。

――CTスキャンX線撮影で、脳の萎縮が来ているとか。

そういう場合もあるようですね。別の方法で、前頭葉の血流量が減っている人もいるという報告もあります。

――かりにそうだとして、あなたはどうお考えですか。

二つの可能性があると思うのです。一つは、前頭葉とか、そういう部分の機能が衰えていて、だから、必要に応じて血液を配るシステムが少ししか配らないということ。もう一つは、前頭葉なり何なりが暴走しようとするので、血液供給を少なくして暴走を食い止めようとする安全装置が働いているということ。いずれも、むろん憶測です。そもそも脳の血液を合理的に配分しようとするシステムが何かはわかってません。そういう問題意識も、まだこれからですね。

――後者のほうは、原子炉の暴走を食い止めるのに、炭素棒とか何とかを突っ込んで減速を試みるというのに、似ていますね。

そういえばそうですね。脳には原子炉なみの安全装置が仕組まれていても不思議ではないでしょう。暴走すると大変なシステムですからね。そういう日で精神障害を見てゆくと新しい見方ができそうですね。患者には、頭がやたらにいそがしくなって制御できないという感じを持つ人がかなりいます。意欲がなくなって疲れやすくなってくるという人もいますがね。

——後者の人たちの場合は、安全装置のほうが先に働いてしまった？

そういうことになりますでしょうかね。

——他の種類の安全装置も考えられますか？

てんかん発作が発病の前に見られることがありますね。それで一度は発病しないで済んだらしく、てんかんとして治療を受けていたら、二度目は、てんかんでなくて統合失調症になったという例など、そうではないでしょうか。

——昔、電子計算機が暴走したら、最後は衝撃電圧を与えて止めるという話を聞いたことがあります、ずいぶん以前のことで不確かな記憶ですが。

なるほどね。そういう考えを延長すると、いわゆる本態性てんかんは、安全装置自身が敏感すぎると考えてもいいかもしれません。てんかんの大部分は、脳障害による二次性てんかんですが、これは安全装置がすぐ働いてしまうような具合に脳損傷を起こしているか、もっと困る過程が起こらないように安全装置が働いているか、どちらかかな。

——鬱《うつ》病は、どうですか。

安全装置の発動として考えますと、こういう考えはどうでしょうか。私の友人の神田橋條治氏が、鬱病でいちばん辛いのは、いちばん得意な能力がいちばん低下したと感じることだと言っています。これを聞いて、はっと思ったのは、統合失調症の発病の直前には、ふだんできたらいいなあと思っている能力——得意になりたいと憧れている能力——が、ぐっと出てくるように感じられることです。

——どういうことを考えられたのですか。

鬱病は、暴走のかなり手前で制動を掛け、システムの火を落としている。統合失調症では、この制動が働かなくて、暴走の直前に行ってしまう。原子炉の暴走の直前にも規定の出力の数百倍の出力が出るそうですが、それと似た状態が現れます。だから、発病への路は、誘惑的なのです。あの状態を返してくれ、治さないでくれ、治してもいいが、あの状態だけには戻りたいという人が出てくるほどです。

——その瀬戸際の状態に留まって、すばらしい詩を書いたり、科学の発見をしたりするということはありませんか。

あると思います。実際に、そうではないかという詩人や数学者もいます。でも、私は、人に勧める気にはなれませんね。第一に大変苦しい。それから、その瀬戸際にとどまれるかどうかは、個人差があって、私の経験では数時間の人から、一、二年の人まであります。そして自分で左右できません。それから、第三に、そこでは、それまでの知識と経験の蓄積を総動員はできるけれど、その時から勉強を始めては遅いのです。新しいものを外から入れることはできない状態です。

――発病寸前にすごく勉強を始める人がいますね。でも、稔るところまで、病気は待ってくれませんね。もっとも、稔った人は、精神科医に来ないのかもしれません。

一般に安全装置が働いて成功した場合は、医者に来ないでしょう。

――他に安全装置は、まだありますか?

はい、いろいろな身体症状がいっせいに出る時期があります。これは、もう十数年前、ドイツの精神科医と、私とが記載して、私はそれを臨界期と名付けました。私は、その時に悪夢を見て、それから次第に不眠に移行するということを叙述しました。大戦中に、その後京大教授になった村上仁先生が、統合失調症緊張型の前に植物神経症になる場合があると書いておられるのも、同じことでしょう。戦時中のことで、半ページもない簡単な報告ですが。

――どういう意義があるのですか?

ここで休養すれば、精神病は回避できるかもしれません。身体が教えることに耳を貸さないか、身体の状態が意識に上らない人だけが、この安全装置を活《い》かせずに、病気になるのかもしれませんよ。

――睡眠を重視されましたね。

はい。健康な睡眠をとっていて、そのままで発病した人はないと私は思っています。睡眠と目覚めている時とを一つのセットとして、健康な頭の働きがあると思うのですね。アメリカの精神科医サリヴァンが一九三〇年代に言っていることですが、中年で発病する人で、どうも初回ではないようなのに、その証拠を若い時代に探ってもないという人には、若い時に、浅い睡眠を十数時間もとってだらだらと過ごした時期がある。とくに女性に多いそうです。彼のいわんとするところは、睡眠によって発病を回避する場合がありうるということでしょう。良質の睡眠が得られないので、質を量で補っているというのでしょう。

——なぜ、女性に多いのですか？

十何時間うとうとできるのは家庭にいる女性だからでしょう。ひょっとすると男性のほうが睡眠障害を起こしやすく治りにくいのだろうか。眠ることに罪悪感があるのだろうか（ピュリタニズムが支配していた時代のアメリカです）。その他、サリヴァンは、強迫神経症も、統合失調症の発病を防ぐものと考えていたフシがあります。私も部分的に賛成です。

——あなたは、鬱病やてんかんや神経症を統合失調症になるのを防ぐ安全装置と考えているのですか。

いや、統合失調症を防ぐという生体の安全工学という観点から眺めるとそう見ることもできるというだけです。実際、そういう場合に遭遇していますよ。一般論としていうと、脳というか精神というか、それは一つのシステムだから、いろいろな〝装置〟は相互にもちつもたれつということではなかろうかと思います。

――では、統合失調症は何かを防いでいるのでしょうか？

うーん、ごく軽い統合失調症は何かもっと大変なものを防いでいるということはあるかもしれませんね。しかし、統合失調症は、一般には、人間に必要でしかももっともデリケートな部分の失調だと思っています。

――どういうことですか？

統合失調症の人の訴えを聞いていますと、すべてのものが「徴候」となってくるのですね。

――といいますと？

「徴候」という、イタリアのカルロ・ギンズブルグという歴史家の論文が最近訳されましたが（『神話・寓意・徴候』せりか書房、一九八八年）、一九七九年に出てから各国語に翻訳されて、評判になっています。これは、一般論として徴候的認識を抽出しています。私も、統合失調症に関係してですが――一部は魔女狩りの時代精神に関連して――、一九七三年ごろから、徴候的認識を重視しています。さらに古くはコンラートの統合失調症の発病論やサリヴァンのalertness（〝アンテナ感覚〟）概念にまで遡れるでしょう。文献はさておき、徴候というのはこういうものです。たとえば、ここに足跡がある。ああ、足跡だなといえば、それきりのことです。しかし、狩猟民族には、この同じ足跡から、どういう動物が何日前にここを通ったか、その動物の性別や大きさ、妊娠していたか、空腹だったか肥えていたか、何しにどこへ行って今は多分どこにいるかまでを言い当てるような人がいます。この場合、足跡は、それらの徴候です。現代人でも、相手の表情はほとんど徴候の塊ですね。それから、山で路に迷った時には、些細な差異が重大な徴候に見えてきますよ。

——漁師が天候を読むとか、若い人が恋人の気持ちを察するとか。日常、自動車の運転でも、徴候を読むということが働いていますね。

そうですね。些細な手がかりから重大な結論を下すということ。一般に未来、未知、不確定なものを推量し先取りしようとすること——。人生にはデータが十分与えられて、過去のデータに照らし合わせて悠々と結論を下せる場合ばかりではありませんね。あるいは、習慣的に、昨日どおりに処理して行けばよいという場合ばかりでは——。徴候という言葉が、医学の用語であるように、医者の営みは主に徴候を読むという仕事です。

この機能が失調を起こしやすいのは、まず不安がある場合。ところが、不安があると徴候的認識がぐっと前に出てきます。医者が自分の家族を診る場合や路に迷ってうろたえた場合や恋人の気持ちがわからなくなった場合ですね。そういう時には悪循環が始まりがちです。そこに、こうあってほしいとか、ほしくないとかいう願望がはいりますと、冷静に判断できなくなって現実ばなれを起こしますね。さらに過去の経験を参照できなくなると、徴候的認識一つに頼ることになり、次第にごく些細な徴候を重大な事態のきざしと見ることになります。些細な徴候を捉えるために意識性を上げるので不眠が起こります。不眠は、徴候の捕捉を非常にむらのある、不正確なものにします。こうして、徴候的認識が全面的混乱を起こし、徴候が頭の中を乱舞します。電子工学の用語が少しでもわかる患者に、きみのアンテナが敏感すぎるようになって、ホワイト・ノイズ（全くのでたらめな雑音）を意味のあるものと捉えていはしないかというと、肯定する人が多いですね。信頼してよさそうなものを疑って、信頼できそうにないものをうかうかと信じてしまうという患者の行動も、徴候的認識にもっぱら従って、それに振り回されていると見ると、わかるように思います。

関係妄想や妄想知覚が、その結果ですね。統合失調症が対人関係の病いであるというのも、対人関係は徴候の読み合いだからでしょうか。すでに幼児が母親の示す些細な徴候によって感じ行動しますね。コンラートが発病前の人が「おたずねものの意識を持つ」というのも、エリクソンが基本的信頼があるとないとで大違いだというのもそうですね。

——統合失調症は、徴候的認識がある限度を越したものといっていいのですか。

はい、どうやら、覚醒度がある限度を越すと、奇妙な世界が開けてくるようです。そして、最後に、まっさかさまに奈落へ落ちるような体験があるらしいのです。端的な破綻体験です。それは、後になると「極限的な恐怖」としか表現できないみたいです。

——すべての統合失調症の人にそういうことが起こるのですか。

安全装置が先に働いて、危ない場所への血液の流通が減っているような人には当てはまらないかもしれません。こういう人をドイツの精神科医は「先行性欠陥」と呼んでいます。あまりいい言葉と思いませんが——。

——統合失調症は、短時間の破綻による点が大きいのですか。

統合失調症には、構造論と破綻論と修復論を区別しないといけないと思っています。しばしば、このいずれか一つで統合失調症を論じようとして、混乱が起こっていますね。私の構造論は、徴候的認識というものの生体としての重要性とその弱点、および、その暴走を防ぐシステムに関するものであり、破綻論は、徴候的認識が悪循環に入り、安全工学的な囲みが突破され、ついに意識というか覚知性が潰乱するという過程です。したがって、純粋の統合失調症は短時間のものとさえ言えます。それ以後は、修復過程であり、その場合には、発病を防いだ安全装置も再び作動するが、それらが新しい病気を生みだすことがあります。たとえば、脳の血流の低下が長びけば、萎縮も起こるでしょう。また、徴候的認識の突出も時々起こります。これが再燃につながることがあります。

再燃というものは、私には、脳の一つの特性と思われます。古いシステム、たとえば性的感情や嗅覚を巻き込んだ記憶は、何十年後も、昨日のことのようによみがえることがありますね。

一般に、慢性患者は、ゆらぎが少なくなるといいますが、そういう単純化も、一歩後退した水準から再建しようとする生の戦略である可能性もあります。

――あなたの考えはドパミン説と関係がありますか？

私の考えがドパミン説に関係しているかどうかは、ドパミン系が徴候的認識と関係しているかどうかによります。徴候的認識とは、システム工学的に言えば「微分回路」的認知システムですね。私は、ひそかにそうではないかと思っています。たとえば、大脳核のドパミンによって駆動される系は、運動―その認知―運動という回路の微分回路的側面を担っているのではないかと憶測しています。これがおかされるパーキンソン病だと、手をのばした器がのばしている途中に触《さわ》れないくらい熱いと知ってもその時点では回避できないはずです。微分回路は、まさにこういう場合の咄嗟の回避のために作られています。くわしく話す時間がないのが残念ですが――。ドパミン系は、他に辺縁系や側頭葉にものびているようですが、これらは、感情や記憶の徴候的側面の認知に関係していると考えるとどうでしょう？　しかし、大脳核は統合失調症ではあまりやられない。なぜでしょうか。それは、前頭葉というところは新しいので、外界（および内界）の意識内容の徴候的認識・解析という新しい複雑な任務を与えられて、ひ弱なところに無理がかかっているのではないでしょうか。

元来、ドパミン系は、無髄繊維から成る二流の神経系だそうです。生命に関係する脳幹のほうに降りて行っていないので、統合失調症は生命を縮めないのだろうということです。人間という複雑な社会的動物の社会的予後にとっては大事件だけれども、生命という、より大きなものにとっては、それほど重要な失調ではないかもしれませんね。

——あなたは、かなり目的論的ですね？

うーん、生物学や医学は、科学哲学的には問題のある目的論を密輸入して使う傾向にあります。実際、腎臓を、老廃物を排泄するという目的なしで考えるのはむつかしいですね。結局、進化の過程で、有用なものが残る傾向が強い結果、生物は目的論がおおむねあてはまるようになったと私は考えています。生物は疑似目的論的存在です。

——それにしても、生物学的精神医学の専門家でないあなたが、こんな仮説を立ててよいのですかね。

日本の伝統では、非専門家だから言えるのでしょうね。この私の考えは、半分は臨床体験です。半分は、このごろの生物学的精神医学の成果です。両者を組み合わせると、こういう考え方もできるよ、という一例です。実は、この仮説は、わりと患者に話せるのが取柄です。

患者に病気を説明するのは難しいものです。精神病を「自己の問題である、自己を見つめよ」と言われても、私が患者なら当惑すると思いますね。脳の故障というのと、自己の欠陥であるのとでは、患者は前者のほうがいいと言います。けれども、頭がどういう具合なのか、わからなくては、困りますね。私の考えは、患者への説明のためのもっともらしい便宜的なものではないと思いたいし、また多少は患者に話せる仮説であれば、と思います。これはポッパーの科学的仮説の基準、つまり科学の水準での反駁可能性があるという基準には合格すると思っていますが——。

——しかし、あなたが年を取ったから言えるのですよ。

年を取るのも悪いことばかりではないという例ですね。

（『ひょうごの公衆衛生』第四号、兵庫県公衆衛生協会、一九九二年）

統合失調症についての自問自答

——今まで何人の患者をみましたか。どういう患者ですか。
入院患者なら統合失調症の人をたぶん千人くらいです。

——少ないですね。

いや、私の臨床医である期間は一万日くらいですから、かりに十日に一人新患者を迎えても、十日に一人治らないと患者のプールが溢れてしまいます。

実際には、九年間、東京の精神病院でちゃんと主治医になった入院患者は百五十人くらい、名古屋時代に岐阜の精神病院で十一人。それだけです。東京時代には選《え》り好みをできる立場にありませんでした。医師の数が多かったので、私のいた時には受持ち患者は三十人を切ることもありました。

名古屋時代は、難症、入院歴二十年以上を希望しました。東京の病院の歴史が新しかったので、そういう人が少なくて、他からの転院患者ばかりで、しかも若い人が多かったから、その不足を補いたかったのです。

神戸時代は外来患者ばかりです。それ以前は、外来だけで維持した人は入院患者数と同程度でしょう。

——精神科医の一生ってそんなものですか？　はかないですね。

脳外科の生涯の手術数とほぼ同じでしょう。世界記録はオリヴェクルーナというスウェーデンの先生が八千人ほどだと聞きました。脳外科は手術に時間がかかりますから、この記録は大変でしょう。もっとも、外科には助手がつきます。

——統合失調症患者以外では？

数を確定しにくいのですが、心身症の人と強迫症の人が比較的めだちます。

——うつ病は？

ほとんどいないといっていいでしょう。断っているわけではないのですが、紹介状は統合失調症の方のためが多く、うつ病の方は受け付けの人が他にまわす傾向があるようだし、相手がどうも自分向きでない、あるいは駄目な先生だと思って退却するのでしょう。患者の半分以上がうつ病だという精神科医が側にいたこともあるでしょう。私自身、うつ病の治療は苦手です。むつかしい病いだと思います。周期が長いので、これでいいという線が決まるのに、一年や二年では足りませんから。

——うつ病はどういう治療を？

薬物は、抗うつ剤を少々。三環系が一五〇ミリで効かなければいくらそれ以上増やしても無駄という、木村敏先生の指針を守っています。精神療法は、ヴァルター・シュルテ先生に従っています。一つだけいえば、いつも同じ顔をして、同じことをいうこと。躁うつ病者は、自己価値感情が株価のように乱高下していますから、こちらが定点というか、基準線になる必要があります。同じ意味で、薬物の処方をできるだけ変えません。薬は妙な人工的周期を作り出しかねませんからね。

睡眠を重視するのは当然として、あと、クロキサゾラムが出た時に、早朝抑うつがとても軽くなるのに気づきました。それから、漢方系の薬を「証」をみて使い、便秘を改善します。患者はそのうち来なくなります。しかしシュルテさんのいうとおり、「治ったことをいちばん最後に認める」のが患者だから、それでいいのです。「よくなったね」と改善を押し売りしてはいけません。

——慢性あるいは遷延性うつ病は？

ほとんど経験がありません。あと、覚醒剤の少ない時期、シンナーの流行初期に精神科医を始めたので、覚醒剤は一例、シンナーはたぶん一桁でしょう。アルコール症は若い時だけです。二十年以上みて最近亡くなった人がいます。この人はそれなりによくなっていました。アルコール症については治療ノートを書いていて（『中井久夫著作集』第一巻所収）、私はあれを今でも正しいと思っています。認知症は一、二人。当時は一般に患者の年齢が若かったのです。入院患者の最高年齢が六十三歳でした。「老人医学はもっとも新しい医学である」とイギリスの教科書の書き出しにあります。

意外に多いのが器質性精神病で、要するに私に回ってくるのです。この精神療法はシュルテのいうように、楽です。

――「先生」という人は？

私は留学してませんから、本の上だけですが、国外ではコンラート、シュルテ、リュムケ、サリヴァン、エランベルジェの五人を挙げることができます。こうして眺めると、あまり陽の当たらない人ばかりですね。

国内では、笠松章、安永浩、土居健郎、近藤廉治、飯田真、細木照敏、木村敏、遠藤四郎といった方々にいろいろ教わりました。細木先生だけが心理学者です。

――神戸へきてからの患者の特徴は？

一般的には、外来患者が多数であるということでしょう。このように大学病院が、診療所のように患者を多数診るというのは、阪神間の特徴でしょう。

患者と医師の距離も違います。東京では、電話で悩まされるということはありませんでした。患者は自宅には掛けてきませんでした。医師は病院と自宅とでは別人格という感覚が東京ではいちばんはっきりしていました。自宅に患者が来ることもありませんでした。

名古屋では、電話はそうなかったけれど、自宅にいろいろな患者が直接やってきました。

家族も来ました。家族ともめている患者が一軒置いてとなりにいて、深夜調停に呼び出されてへとへとになりました。家族が玄関に座り込んで、どうしても来てくれというのですから。別の話ですが、書斎にいると戸外で「あ、ここがあいつの家か、困ったらここに来ればいいな」と話しあっているのが聞こえたこともあります。

神戸は、その中間でしょう。同じ町内に患者はいて、私の家のありかも知っていますが、遠慮があって、困っていても、電話どまりです。

――往診については?

東京時代は、駆け出しですから、要するに、患者迎えなんです。院長、副院長がわかった人でしたから、大丈夫と思ったら連れて帰らなくてもよいという了解を得て、なるべく説得で入院させることにしました。これは、別の病院が以前手荒らに収容した患者の収容に当たったときに、ほとほと閉口したからです。結局、この時はタカ派的にしたのですが、やはり無残なものですから、お母さんに「あなたの息子さんをこうして申し訳ない」と言ったら、その人が泣かれましてね。

やはり、私立病院は競争があり、東京では結構激しいものがありました。そういうこともあり、医師がハト派的収容を競うようになりました。副院長さんといっしょに「往診マニュアル」を書いて、東大保健学科大学院のテキストに使われたこともありました(市販はされていません)。警察を呼ぶのを恥としていましたから、かなり危うい場面もありました。しかし、ふりむいたら看護士がついてきていなかったということはありません。その相互の信頼関係は絶大でした。きれいごとではありませんから、この信頼関係は絶対に必要です。そのためには、医師のほうが先頭に立たねばなりません。英国の警官が丸腰で行く、あの感覚です。まあ、英国の警官連中は大男ですけれど。しかし、最低の護身術は、医師も心得ている必要があります。

——名古屋での往診は？

学生の下宿や看護婦寮へというのが半分ですね。助教授室の私のポストに救助信号の紙切れがはいっているのです。友人たちが入れたのですね。今は皆、元気でやっていますから、非常に早い時期に友人が間にはいってくれた人の予後はいいようです。友人を動かすには人間的魅力が必要ですから、患者のそういうところが効いているのかもしれませんね。もう一つは、家に患者の家族なんかが来ると、やはり私の家には当時小さな子どももいましたから、そっちの家に出掛けざるをえなかったですね。名古屋では、東京とも神戸とも違って、一人で患者の家に行かなければならないし、深夜が多かったので、楽ではありませんでした。体力が下がっている今なら外来に差し支えるでしょう。

——一人ではいけませんか？

はい。必ず二人以上である必要があると思います。患者の家に行くというのはよくよくのことですから、行ってみると、その雰囲気にただならぬものがある場合があります。この雰囲気を拒絶しようとすれば、結局は退散する他はありません。多少は同調しないわけにはゆきませんが、そうなると、自分でもクレージーになってゆくのがわかるくらいですから、周囲にはもっとクレージーに見えるでしょう。この作用は、日大が、関与的観察による家族研究のために、研究者を患者の家に泊まらせた時にすでに明白になっていました。医師は、研究目的で行くのに、深夜になると、患者とともに絶叫し、泣いてしまうのです。

しかし「虎穴に入らずんば虎児を得ず」ということもありますから、誰か、もう一人冷静でいてくれる人がぜひ傍にいてほしいのです。つまり、虎の穴の外に人がいなければ、虎の穴から出てこれないこともあるし、食われるか、虎になってしまうかという危険があるでしょうね。研究のために入るのは、一見距離が置けそうにみえますが、研究者的冷静が保てなくなった時にはいっそう危険でしょう。

——そういう往診に意味があるのでしょうか。

他に選択肢がない時ですから、意味があるかどうかを判断している余裕がない時が多いですね。

発病直前という場合には、救急ということです。こういう時には、かえって一人でも危険はありません。こちらの心理的危険のことですよ。たいてい、友人とか、家族が協力してくれます。その協力は建設的であることが多いようです。その後、入院しても、治療の滑り出しはよいし、予後もことごとくといってよいほどよいですね。たいていは、入院せずに済んでいます。

ただ、孤立状況での発病直前という場合は、誰も救助信号を出しませんから、経験していません。

——友人が一人でもいるということは、予後を左右する因子といってよいでしょうか。

まさにそう思います。個人的魅力というか、人好きのするところがあるということかもしれませんね。ある銀行員の場合、医学部にいた友人が——医学部に入りなおした人です——、国家試験の前々日に遠くから駆けつけて泊まっていってくれました。

——救急以外ではどういう場合ですか。

失調の四十八時間以内に治療を開始した人はきれいに治るといってよいといえると思います。患者さんが連れてくるか、近くのお家の場合が主ですが。

また、よくなって、最初の外泊についてゆくという場合がありました。ほんとうは、最初の外泊が独りの時は医師がついてゆくのがよいのでしょうね。玄関に入ると家族が口々に「病院でいじめられなかった？　ご飯はまずくなかった？」等々、靴を脱がない前に機関銃のように質問を浴びせ、患者の顔がみるみるこわばりました。

——ＥＥ家族（自分の感情を状況を考えずに患者にぶつける家族のこと）ですね。

うーむ、私は、むしろ、相互に「波長合わせ」が上手かどうかということを考えますね。

——そういう場合はどうしますか。

まあ、数十分はとどまって帰るようにしていました。数十分以上いると、馴れ合いの雰囲気が生じるか、こちらが飲み込まれるか、とにかく場に必要な適度の緊張がなくなることが多いと思います。しかし、実際には、いたたまれなくなって、何か用事を思い出してすぐ帰りたくなりますね。

——それでもいることに意味がありますか。

あるというべきか、どうか。長い患者の家に行くと、孤立している年月が長くて、長く戸を開けていない空き家のように、空気が澱《よど》んでいる。つまり、硬いホメオスタシスが成り立っていることが多いというのが、私の実感です。そこに外来者が何分か何時間かいるということは、かすかにでも窓を開け放って外気を入れたことになるでしょう。そういう機会を与えることにはなると私は思います。

それから、治るべくして治らない、どうしてだろうということがあります。その疑問が積もってゆくわけです。そうすると、治るべくして治らない場合は、周囲の医療陣から、なぜだとか、困るとか、何とかしろとか、担当医に圧力が加わりますから、とにかく現場に行ってみようということになります。百聞は一見にしかずです。実際には、自殺未遂というようなことも契機になります。あれは治療の一つの契機になりえます、アルコール症における「振戦譫妄」がそうであるように。

——往診してよかったという場合がそんなにありますか。

あ、こういうところに住んでいたのか、ということでびっくりすることがあります。町名から町だと思っていたら、広大な農地の中の一軒家だったとか。あるいは、庭に何ともふしぎなものを祭っていたとか。まず、そういう意味での時間の節約になります。時間の節約といえば、緊急の今、手を打っておけば、後で苦労せずに済むという見通しの時にでかけますね。つまり、まあ自分のためでもあります。長期的にはエネルギーの節約です、相手の方にとっても。

——往診の時に注意しなければならないことは?

たいへんたくさんあるし、誤解しないように表現するのは難しいですね。ただひとつをいえば、家を立ち去る時のストーリーを考えなければならないということです。家を修羅場にしておいて立ち去るわけにゆきませんからね。

——食事を出されたら食べますか。

食事を食べるということは、家族と共食するわけですから、深い関係になるということです。断るということは拒絶です。象徴的に一箸つけて、手を合わせてごちそうさまといって出てきたこともありますが、要するに、即興劇の能力みたいなものを生かしてやるわけです。即興劇の役者は、どこをクライマックスにして、どう幕を閉じるかを絶えず考えているに違いありません。

それから、皆が患者だということがわかった場合もあります。誰一人として協力をたのめる人がない時には、私自身がとてもよるべない感じに襲われます。それから、家を出る機会を失ってしまいます。安部公房の「砂の女」になりかねない。私はとにかく生還してここにいますし、だいたい、その後の関係は、かえって淡くなるというか、クライマックスを越したという場合が多いと思いますが。

家族を味方につけるということは大事ですが、家族の側について患者と対立するのでは決してなくて、家族に信用されるということが大事でしょうね。家族の感情とか努力を正当に評価する、いたわるということが大事でしょうね。そうして初めて、患者本人はもっと大変なんだと家族が思うようになるものでしょう。「ごくろうさま」という言葉をかけるだけでもしないよりよいと思います。

——家族療法ではないのですか。

家族は、正当に治療者にもの申す権利がはっきりしていなくて、その代わり、治療者なり患者なりの助言を（最近知った関西弁では）「いいとこどり（都合のよい部分だけ採用する）」する権利みたいなものがあります。家族療法は、まず家族に権利と義務とを認める契約を結ぶことに意味があるでしょう。もっとも、全員が毎週出席するような家族はあまりいないはずで、家族が出席してくるというだけで家族療法の予後の統計はよくなりますでしょう。しかし、治癒率というものは、あまり強調してもしかたないもので、私は、現状維持がすでにメリットだと思っています。特に統合失調症の場合。「待ちの政治」という言葉がありましたが、医学にもめざとさを保ちながら待つ「待ちの医学」があってよいでしょう。

——治るべくして治らないというのは？

統合失調症の縦断的観察をしてきたうえでの感想です。治る機会は何度もあって、それを逸すると、しばらくはその機会がなくて、次に来る、またあっという間に去るということの繰り返しで慢性化して行くというふうにみえますから、「統合失調症といわれるものは本来治りやすい病気なのだけれども、治らせない要因がたくさんあって治らないこともあるのだ」という見解を持っています。そういう機会を逸しつづけているということでしょうね。

急性患者の場合、三週間たって全然改善しなかったら、治療の実際が間違っているか、どこかに水漏れがあるかを考えてみる必要があります。

——「水漏れ」とは何ですか？

実にさまざまなものがありますが、いちばん簡単な例は、患者が面接が終わると、同室の患者にせよ、神父にせよ、親にせよ、友人にせよ、そこに駆けつけて医師と話したことをぶちまける場合です。これは、すでにサリヴァンが指摘しています。ナースが聞いてやるという場合もあるかもしれませんね。秘密を持ちつづけることは持ち重りがすることで、誰かにあずけたくなるのは理解できることですが、治療の最初に、このことを話しておく必要があるでしょう。秘密を持ちこたえることは治療の始まりです。

患者とのやりとりを治療者が他の人に話す場合は、少し違います。担当している患者は一人だけではないからです。

——スーパーヴィジョンですね。

必ずしも。黙って何時間もケースをうんうんとうなずいて聞いてくれる同僚の精神科医なり心理士なりナースなりが、いちばんよい「スーパーヴァイザー」であるかもしれません。強いていえば、ロジャーズ式スーパーヴィジョンでしょうか。私は若い時、そういう先輩にめぐまれていました。私自身は今でも聞き役になる心の準備はあるのですが。

——「統合失調症は本来治りやすい病気である」というのは、本当ですか。

統計を見るとイエス、ノーの両方とも同じくらいに成り立つのです。ほんとうは、そんなことは何も考えなくてもよいのかもしれません。確率が同じなら楽観的なほうに賭けなさいというのは「パスカルの賭け」といいますが、駄目でもともとということです。丹念に、回復妨害の要因を探して潰《つぶ》してゆくことに臨床の醍醐味があります。それは実にさまざまで、思いがけないものでありえます。しかし、睡眠の能率の悪さがもっともありふれた回復妨害要因です。

——社会的要因は?

医者は社会を治療することができません。それに、社会の根本的改革というものは、台風の進路を原爆で変えようとした――ほんとうにそういうことが企図されたのです――試みに似ていると思います。社会の条件は、さしあたり与えられたものとして仕事をするほかありません。そのうちに変ることがあります。変る時はすごく速く変りますね。

――精神科医の仕事はヒューマニズムにもとづくものではないのですか。

土木技師や造船技師がそうである程度には。また、彼らと同程度にビジネスです。

――科学者では？

いいえ、碁や将棋が数学でないように、治療は科学ではないと思います。無数の「手」がありますが、「定石」というものはありますが、「定石」を超えたところからプロフェッショナルな人間としての仕事が始まるわけです。「熟練の五段階」（ドレファスきょうだいによる①初心者②中級者③上級者④プロフェッショナル⑤エキスパートの五段階である）の三段階から上ですね。

――今は再発モデルで「再発を繰り返してだんだん水準が低下する」という定式がありますが？

そういう場合もあるでしょう。一般に「統合失調症」の命名者オイゲン・ブロイラーの息子のマンフレート・ブロイラーが言っているように「大きな体験を経過して人格が変わらなければおかしい」ということがあるでしょう。発病の前に戻ることは、いつ発病するかわからない不安定な状態に戻ることで、患者に聞いてみると「ごめんだ」といいます。

いずれにせよ、発病前よりも安定した、余裕の大きい状態に到達することが治療の目標であることを患者は容易に理解します。

また「再発を繰り返すうちにだんだん賢くなって水準が上がる」人も同じくらいいると思います。

――まさか？

あなたの周辺にいるかもしれません。テレビに出ている人もいます。社長もいます。その他いろいろです。フロム＝ライヒマンが、統合失調症者の最善の改善像は芸術家だといっていますが、私はそうは思いません。そんなに社会には芸術家は要らないわけですし、さらに治ると平凡な作品になってしまうので、周囲がそれ以上治らないように配慮するわけです。二十世紀のドイツ語人詩人リルケは、才能を無くするということでフロイトの治療を断ったようです。もっとも、フロイトの治療を受けたほうがよかったかどうか分かりません。フロイトは、治療を探究より優先させる人かどうか私にはわかりません。あいだに立った医師で作家のハンス　カロッサがやめておけとリルケに言ったという話もあります。

目立たないが、よい治り方をしている人は、サリヴァンが「経験から学ぶ患者」といっている人たちです。精神科の病いには免疫がなさそうだから――ひょっとするとあるかもしれませんが――われわれは経験から学ぶほかはありません。

――経験からだんだん学べなくなる人である、条件反射の逆であるという意見もありますが。

いっておられる意味はわかります。そういう人が残るのだという考え方もできましょう。あるいは、医療者が経験を積極的に評価しないから学べないのだということも言えるかもしれません。

――個々の症状を評価するのですか。

いいえ、個々の症状はさほど意味がありません。いや、それは不正確かな。「症状」というものは医師の判断の手がかりですから、さまざまの次元のものがいっしょにはいっていますね、ちょうど、成績を評価する時に、算数と国語を足し算するように。ある種の症状は重要です。今は評判の悪いレインのいう「旅路」に相当する内容のものもありえます。しかし、一般に妄想の内容を過大評価するべきではありません。特に一知半解の理解は危険です。たまたま危機の際に「くわえこんで」しまったものが妄想として永続することがあります。フランスの精神医学の一方の旗頭であったアンリ・エイが講義で言ったように、共同体から疎外される恐怖とか、要するにさまざまの人間的な恐れと憧れの混合物でしょう。妄想論にすっきりしたものがない（と私が思う）のは、「了解不能」であるという程度に分かるからで、まったくわからなければ「妄想」とすら認識できないでしょう、当人にも医者にも。ある頻度より高い幻聴が雑音としてしか認識されないのと同じでしょう。

——ところで、幻聴や妄想になぜ「慣れ」が生じないのでしょうか。

精神科にはいった時に、まず不思議に思ったことでした。夢に現れないことと並んで。それについてですが、まず、あるタイプの記憶は、何十年を経ても、薄れないということです。「心の傷は体の傷と違う、二十歳の失恋の記憶が五十年経っても昨日のことのように疼《うず》く」とポール・ヴァレリーのノートにあります。死後五十年は発表するなという遺言を、ドゴールが、原子戦争近しというので破らせてファクシミリで刊行し、高価で売り出してフランス政府が儲けたという代物です。もっとも、若い時の性の相手に順番に番号がふってあったり、簡単な数式が間違っていたりして「第三共和国を代表する知性の人」にだいぶ傷がついたので、活字に直したものはずいぶんきれいごとになっています。まあ、それはいいとして、ある程度以上の激烈な記憶は風化しません。これは、ベトナム帰還兵の場合によく理解されました。

——ベトナム帰還兵に統合失調症をなぞらえるわけですか。

いいえ。ベトナム・ベテラン・シンドロームでは、文字どおりの悪夢として反復再帰しますね。統合失調症は発病の時と回復の初期とに悪夢を見ますが、一過性です。むしろ、夢作業が機能しないか、あるいは、夢にはいりこめないような体験なのでしょう。

——統合失調症は夢が昼間に出てきたものとはしないのですね。

はい。それが何であっても、夢にはいりにくいか、構造的に夢に排泄されにくいのだと思います。あるいは夢機能が一時的に衰弱している場合もあるかも知れません。夢は「心の消化器」といえるかもしれません。不消化物だけを醒めた時に覚えていて、消化できなかった残りかすだから、ワケがわからないという面もあると思います。

――たえず、悪夢をみている患者はいませんか。

少ないけれども、います。一つは、悪夢といっても、昼間の病棟でのやりとりが夢にでてきて、それが怖いという患者です。昼間のことを夢でみるというのは、夢作業の中では軽度の部類です。それに耐えられないというのは、対人関係への耐性がとても弱い人なのでしょう。この人は、空襲で一家が死滅し、農地改革で土地を失った地主でごく若い時に発病しています。名前も、あだ名になりやすい名でした。

――そういうことが発病を促進するのですか。

ひとつひとつは別に。しかし、積もり重なるとか、時間的に近接するとか、またその人にとっての心理的現実における重要性によってはありえましょう。

統合失調症の悪夢には、第二に、まったくとりとめのない、黒い霧のようなものがあります。いつも右から出てきて左に追いつめるとか、下から「ヘドロ」のようなものが上がってくるとか。こういう夢が統合失調症に特異的というのではありませんが、朝覚めても、正午を過ぎても、あるいは何日、何週間も記憶しているのは、患者の場合しか知りません。

――幾何学模様はありませんか。

私は、そういう夢しかみないという人を一人だけ知っています。しかし、それは精神科医でした。昼間は、おおよそ幾何学的ではない、情動優位の人でした。

ほかに悪夢として、幻覚や妄想をずっと見ているという患者は稀にいますが、その場合は、心身症を伴っていることが多く、つまり「臨界期」が遷延していると考えます。

「悪夢がでてきたら、よくなる前兆かもしれない」と急性期の患者に言っておきます。薬の副作用も、この時期に出てくるならば、よい兆候でありえます。身体の乱れさえも。幻覚や妄想より悪夢のほうが生々しく恐ろしいので、こう言っておかないと、逆戻りを患者が望むことがあります。薬をこっそり飲まないとか何とか、逆戻りする方法はいくらでもあるわけです。

――患者は単純に治りたくないのですか。

治ることを望み続けるということは大変なことです。治るという過程は大変苦しいところを通らなければなりません。サリヴァンは、患者の絶望について論じていますが、要するに患者の「士気」を維持することがいかに重要かということです。患者の「士気」の水準の相違が、精神病院の雰囲気の差の重要な一部分をなしているだろうと思います。

「臨界期」の通過がもっとも苦しいと思います。孤独です。医者も見当外れのことを聞き、見当外れのことを重視していることが少なくありません。

――「臨界期」ってほんとうにあるのですか。

「ある」という意味が問題ですが、その前に急性期とはどういうものか理解していただく必要があります。要するに、急性期から回復期への「移行期」です。

——急性期とはどういうものですか。

まず、奈落に落ちるような（あるいは天上に引きずりあげられるような）恐怖体験から始まります。もっとも、なしくずしの恐怖体験であることもあるだろうと思います。彼はほんとうに統合失調症の人の心の底の底にあるのは恐怖だと考えていたようです。私も賛成です。

サリヴァンによれば、「けれども、恐怖体験は、好奇心本位の精神科医にさわられたくないもので、だから自分は書かない」というものです。幻覚や妄想のほうがずっと恐ろしさが少ないし、言葉にしやすいし、他者に語ることによって安全保障感を減らされることも少ないのです。

——サリヴァンは、どこに書いているのですか。

友人との談話です。その目でみれば、「不気味感」にきわまる、フェアー、ホラー、テラー、ロージングなどという恐怖の諸段階があります。また、彼の元患者であったと推定されるヴァッソスというギリシャ系の画家に体験を描かせています。この画集は、サリヴァンの元秘書ペリーさんにいただきました。

恐怖がどうして問題にされてこなかったか。恐怖は万人が経験するものだから、病気に特有の「特異的症状」として重視されなかったのでしょう。医学は「非特異症状」を軽くみる傾向がしつこくあります。

サリヴァンの理論は、「対人関係論」でも、「関与的観察」でも、要するに文化人類学からの借り物です。当時、アメリカ的科学として興ってきた「文化人類学」に接近するのが一九二七年で、サリヴァンも食ってゆかなければなりませんから、時代に訴える理論の作り方をするわけです。まあ、精神医学は、だいたいそうですがね。ヤスパースはディルタイ哲学の借り物でしょう。ドイツ西南学派（新カント派）は、独創性はもうひとつの代わり、借りられやすいのですね、特に文化科学にね。だから、サリヴァンが特に独創性が低いってことはないわけだけれど、そういう理論よりも、この恐怖への注目と、それから急性期の「妄想的カラリング（色調）」と慢性の妄想とは別個のものだというほうが、重要な臨床的発見だと思いますね。

フロイトが「デメンチア・プレコックス（早発性痴呆＝統合失調症のこと）」の発病は、その治癒過程の開始でもある」といっています。名言ですね。統合失調症の純粋状態というものがあるとすれば、それは、ごく短い、発病時の恐怖の数時間だけかもしれない。

――後は？

疾病過程と回復過程とのからみあいでしょうね。疾病過程のほうは持続的かどうかわからない。恐怖の後、どういう状態になるかというと、日大学派の、今は宮崎で内科を開業しておられる方が、乱数発生が全然できないということを書いておられる。乱数発生法というのは、回復に比例して乱数発生ができるようになるので、よい方法だと思うけれども、あまりやられないのは、結局、臨床の現場でやることとしては面白くないからでしょうね。方法というものは、索漠としたものだと、やる気になれませんから、乱数発生法には、そういう欠点があるのでしょう。しかし、理論的には面白い。

空間分割法とか分割彩色法とかも、急性期には全然できないというのも、乱数発生とまったく同じことをちょっと違った面からとらえているのでしょう。あの方法は昔からやられていて、別に私の発明じゃないですよ。

あれは画用紙を「自由に仕切って下さい」とか「自由に色を割り当てて塗って下さい」というからできないんで、こう仕切れとか、この色を塗れといえば、何てことはない、その気になればできます。「私のいうとおりを唱えよ」というようなもので、しても意味がないし、患者は疲れるだけですが。また塗り絵はできるんです。あれは大体の色が決まってますから。

では「不自由病」(臺《うてな》弘)かというと、その面はたしかにあるのですが、この乱数発生不能性は、意識において恐怖体験となるような過程をそれ以上進行させないためによい働きをしているものかもしれない。自由連想が急性期において破壊的だということは知られています。

——自由連想ができるのですか。

急性期はできなくなるのですがね、やらせる人はいましたよ。素朴だった時代、そう三十年前くらいでしょうか、正統精神分析の先生方で統合失調症患者を寝椅子に寝かせて自由連想をやっていたそうです。私があとを診る羽目になったり、症例検討会に出てきたりしたのですが、患者は同じことを言う。ある患者は「自動車」しか浮かんでこなかったから「自動車」と言いつづける。別の患者はわいせつ語ばかり言う。

前の患者は、先生が何回目かに電撃を行った。以来、患者は脳に穴があいたという訴えを以て、先生の家に文句の電話を掛けつづける。病院に押しかける。厚生省（当時の名称）にも言う。私のいたところに転医してきたのですが、ずいぶん後までこの電話の話を私にはしない。先生のほうから「何とかしてくれ」と頼んできました。患者に聞くと事実を認めた。ところが最後に「でも、こんなにしていて先生、病気にならないかな」と呟く音調が非常にやさしいのですね。「くたばれ」というのではない。ひょっとすると、陽性転移（プラスの感情）があって、先生は気づかずに、ある日、突然電気を掛けた。本人に断っての上ですかというとそうではなかった。これでは「父親からの処罰」という意味になりかねないでしょう。

私は、詫び状を書いてくれと先生に言ったのです。別に電気をかけたことは謝《あやま》らなくていい、「説明も何もせずにいきなり掛けたことはすまない」と。それから「よかれと思ってしたことだけど、まだ病気が治っていないらしいのは、その治療が稔っていないんで残念だ」と、この二つを書いてほしいと先生に言ったのです。私宛でいいと。しかし、これは自戒をこめていうのですが、医者は謝るのが下手ですね。くどくどと弁解が書いてあって、肝心のことは書いてない。私は迷ったのですが、結局、私も医師相互の関係のほうを重視したのですね。駆け出しだったから、この大家に私の仮説を証明してやりたい下心もあったのでしょう。患者には「私への手紙が来てね、上の二つのことが書いてある」と言いました。患者は、半信半疑の顔で「そうですか」と言いましたが、その先生からは「当たってましたね、あれからぴたっと止みましたよ」と電話がありました。

ところが、患者は、やっぱり裏を取ろうとしたのですね。「あの先生、ほんとうにあんなこと言うかなあ」と呟いて、半年後に電話を掛けたのですね。先生がどう対応したのか知りませんが「後は知らないよ」と私は思ったものです。

後の患者のほうは、四十二回だか、寝椅子でわいせつ語を繰り返した後で、四十三回目に来ないと思ったら、自殺してしまったという報告でした。報告するくらいだから、医者のほうは正しいと思っていたのでしょう。さすがに、症例検討会のリーダーは「きみは精神分析はもちろん、精神療法もやめて、作業療法の方にしなさい」とうんざりした顔でいっていましたがね。

自由連想ができないということは、単純に障害じゃない。「自動車」とか「お××こ」

というのを「抵抗」というなら、これは無秩序化への生の抵抗であって、実際、自殺しなかったほうの予後は悪くなかった、——私の知っている限りは、ですが。

この場合は、精神分析の人でも今では首をひねるでしょうが、それは単純な話だからで、われわれは、もっと隠微な形で、破壊的なことをやっている場合があるかもしれないということです。ロールシャッハでも絵画でも、急性期はよほど用心してかからなければならないと私は思います。

——では、どうすればよいのですか。

いかに「何もわざとらしいことをされていない」という感覚を患者が持てるようにするかということでしょうね。

——むずかしいですね。

完全に実現するのはね。しかし、われわれの誤りや思い違いにもかかわらず治る患者もあるわけです。「治療とは錯誤の連続である」というのは、ある戦略家の格言のもじりですが。「水をいっぱいにいれたコップをそうっと持って歩く感覚」——これは急性期の治療感覚の基本だと私は思います。これにたいして回復期は「塗り立ての壁を扱う感覚」かな。あるいは「てんぷらをカラッと揚げるような感覚」といえばいいかな。治療というのは、一種の熟練を要するゲームという面があります。「ゲーム」というと不謹慎かな。いや、ゲームほど真剣にするものはありませんよ。つまり、いっぱい落とし穴があり、一見よさそうだけれど行き止まりの道があり、じーっと忍耐することしかない場合もあって、その時の性急さはいつか罰せられるが、待っていると思いがけない幸運をつかんで危機を脱したり、新しい局面が開けたりする。「今だ！」という感覚が確かにあって、この人との治療の中では、この一週間は、かけがえのないものだと思う時があります。しかし、それが錯覚だった場合もあります。

慎重さを唱えても、臆病がいいと言っているのではない。しかし、大胆になる時には、取り返しがつくように布石することが重要です。梶原景時の「逆櫓《さかろ》の構え」です。退路を、あるいは代替の方法を考えておくことです。背水の陣はよくない。患者を死地に置いてはいけません。

——よくわかりません。初心者はどうしたらよいのですか。

簡単なことに時間をかけます。まず、入院患者が来たら、できればていねいに身体診察します。

——病名はどういいますか。

それより何より、自己紹介して「今はきみの人生でもめったにない重要な時期にあって、ここ数週間の過ごし方は、ふだんの何年以上にきみの人生を左右するかもしれない」ことを告げることが第一です。聞いていないようにみえても患者はちゃんと聞いています。これがいちばん患者として聞きたいことでしょう。家族ともども納得することが多いと思います。次に「これは病気であり、精神科医が担当する範囲であること」「薬が効くこと」を伝えます。

——統合失調症かどうか、聞かれたら？

一般に「きみが統合失調症という言葉をどうとっているかにもよるけど、今日の限りでは、統合失調症みたいなところもある（かもしれない）けれど、そうでないところもいっぱいあると思う」というくらいかな。「統合失調症」というと頭の先から足の先まで「統合失調症」と思うのが社会通念ですから。

そして、外来から病棟まで、きみが付いていって、婦長やいあわせたナース、病棟医長や医者に、「だれそれさんです、よろしくおねがいします」ということ。最初の服薬の時には「効くまでそばについている」と言って実際にそうすること。眠れないかどうか、「眠るまでいるから」と告げること。便通をつけます。緊張を体のほうからほぐすことも無視できない効果があります。

——向精神薬を内服して、効果を感じるまで、どれくらいですか？

主に胃から吸収されるというから十五分以内だと思う。それで効かなきゃ効かないんじゃないかな、断言はしないけれど。しかし、効いた時のほうが怖いよ。私自身不眠を二日続けて三日目にクロルプロマジンをのんでみた体験では、いったん、思考が停止して、ものを考えようとしても考えられないんだ。別個の、しかし病気による恐怖に劣らない恐怖です。ある人は無理にでも考えようとする。すると、血中濃度の問題というより、むしろ脳が適応するからだと思うのだが、少しは考えられるようになってくるのですね、一時間くらいで。この時を、前より楽になったと感じるかどうかですね。楽になったと思う人は、その後も「薬の働きに賛成する」気持ちになる。そうなると、比較的少量でよく効く。

薬と闘う気持ちの人は、大量で制圧しなければならなくなるが、そうして得られた鎮静は、ほっとする気持ちが全然ない。拘束感が強くて——実際、薬で縛っているのだが。これは、後々まで尾を引くよ。中には薬で「白痴」（患者の言葉）にさせられた、以後ぜったいにのまないという人も現にいた。リセットの十五分をまず告げること、次に連絡のつくところを教えること、できればいっしょにいること。

患者が薬のもたらすものを受け入れ、活用するかどうか——この点が治療の重要なポイントの一つだ。そのためにできることは何でもする——必ず報われるから。

最初の一日、最初の一週間の手を抜くと、結局、膨大な時間を後で支払わなければならなくなる。患者が払うか、医者が払うかだが。

（『兵庫精神医療』第一三号、一九九二年）

＊これは架空のインタヴューである。

公的病院における精神科医療のあり方

今日お集まりになった方々の背景はいろいろだと思いますので、まずは常識的と思われていることがらからお話ししようと思います。

「精神科が将来どうなるか」という課題なのですが、なるほどそれは内科や外科の将来よりもつかみどころがないかもしれません。まずは温故知新と申しましょうか、どういうふうに精神医学あるいは精神医療が変わってきたかということを、あまり骨董品的なことは除きまして、比較的近い時期から考えてみたいと思います。

一　精神科が対象とする病気

精神科の対象は、変わっていないようで実はどんどん変わっています。インドネシアでもフィリピンでもそうですが、どんな国でも近代精神医学が入っていった時、その対象となる病気には一定の順序があります。

第Ⅰ群

まず、「てんかん」「精神発達遅滞」「症候性精神病あるいは器質性精神病」が第一の問題となります。

てんかんは、まず小児科が診ます。精神発達遅滞（今は「知的障害者」と呼ぶようになってきましたが少し違うのではないか）に対しての施設が作られます。現在日本でも、精神発達遅滞に対する養護施設は、他の障害者施設、たとえば老年の精神障害の施設に比べればはるかに成熟した形態をとっています。これは、歴史が古く、また職員も成熟した技術を持っているということによるのでしょう。

症候性精神病、これは身体病に伴う精神症状で、アルコールのせん妄、感染症のせん妄などです。それから、器質性という場合ですと、脳炎、脳腫瘍、脳炎でも特に第四期梅毒、が注目されます。たとえば、約五十年前までは、進行性麻痺つまり第四期梅毒の悲惨な全身症状と脳症状とが精神病院でめだつ存在だったのです。だいたい三〇パーセントは脳梅毒の人たちだったと思います。

第Ⅱ群と第Ⅲ群

その人たちがなんとかなるようになって、初めて「統合失調症」「躁うつ病」に目が向きます（第Ⅱ群）。そして、その後に「神経症」「心身症」等に目が向くことになります（第Ⅲ群）。

たとえば、インドネシアの現状では精神科医療はⅠ群の病気はカバーしています。ところがⅡ群の統合失調症と躁うつ病に対してはまだ十分ではないようです。人口一億五千万たらず（一九八〇年当時）のところに精神科医が六百人ぐらいおりまして、国立精神病院はなかなかいいのですが、貧しい人たちは土地の祈禱師に頼って治療していますし、非常に裕福な階級は飛行機で一時間半のシンガポールに行って治療を受けています。もちろん、この治療を受けられる人たちはごく少数です。Ⅲ群の神経症に対する精神分析治療ということになると、これが行えるインドネシアの精神科医は私の知るかぎり一人、ちなみに児童精神科医は二人でした。これは十年前の話ですから、今はもう少し増えているかもしれませんが、依然として少ないでしょう。

日本はどうかといいますと、Ⅱ群とⅢ群の中間にあるのではないでしょうか。日本の精神科医は若いほど、神経症あるいは軽症の精神障害に目が向いていますし、治療もうまいのですが、私より十年ほど若い世代から上の精神科医は、神経症が苦手だという人が多かったようです。統合失調症、躁うつ病が診療依頼の中核にどっかと腰をすえていました。第Ⅰ群中心の方々はさすがにとても高齢の先生です。

二　社会的事例性

それでは精神科の対象が病気の種類だけで決まるかというとちょっと違うのが、精神科の精神科たるところだと思うのです。それは何かというと、「社会的事例性」です。社会的事例性というのは、社会の中で問題にされるということです。社会的事例性がなければ、精神科の疾患に分類されるものでも、精神科の医療なしですまされるようになります。それは自然にそうなるといってよいと思います。

てんかんの場合

たとえば、三十年前までてんかんは、躁うつ病、統合失調症とならんで三大精神病として、高校の教科書にも載っていました。これは実情とは違うということで、この記載をやめてもらう運動を私はしたことがあります。今はもうてんかんは三大精神病の一つとは書かれていません。てんかん患者のほとんどは精神科に来ません。たいていは小児科で診られています。小児科ではてんかんは例外として患者が十四歳を越えても診ていいということになっています。それと脳外科がてんかんを診ています。

こういうことができるようになったのは、抗てんかん薬の非常によいものができてきたことと、てんかん患者をどう診るかというノウハウがほぼ確立したからであります。

けれども、てんかん患者が精神科にぜったい来ないかというとそうではないのです。てんかん患者の中で、普通の意味での社会人である精神科以外の医者といい治療関係がつくれない人、あるいは社会の中で生きているとその人を巻き込んでトラブルが起こってしまいがちな人たちはいぜんとして精神科におくられてくるのです。これが社会的事例性ということです。

躁うつ病の場合

躁うつ病は、現在は統計だけからみれば、身体科の病気といってよいかもしれないのです。なぜならば、私がまだ愛知県で仕事をしていた一九七〇年代にすでに抗うつ薬の使用量は外科一科だけで精神科を上回っていました。私が神戸に来た一九八〇年頃の二〜三年は内科医の集まりによく呼ばれて、うつ病の治療についていろいろと知恵を授けろといわれました。

おそらく今われわれが精神科で診ているうつ病患者の数は、数分の一あるいはそれ以下でしょう。まず内科、あるいは知り合いのお医者さんが抗うつ薬を出されて、どうもうまくいかないという時に、精神科に紹介されてくる例が多いのではないでしょうか。むろん企業は躁うつ病に非常に敏感でありますから、企業から紹介されてくるという例も少なくありません。この場合は人事課なり産業医が責任上私どものところに送ってくるわけです。

統合失調症の場合

それでは統合失調症はどうでしょうか。これこそ精神科の病気であるか、というとかならずしもそうではありません。統合失調症に必発ではないが非常に多い症状に幻聴があります。その、幻聴を耳の病気であると考えて耳鼻科を訪れた患者さんがいました。耳鼻科のドクターは「精神科の病気だから精神科に行きなさい」といいましたが、患者さんはとんでもないといって精神科に行こうとしなかったそうです。それでこの耳鼻科のドクターは私のところに相談に来られました。結局、どこへも行かないよりはよいだろうということで、耳鼻科でクロルプロマジン（抗精神病薬のひとつ）を出すことになりました。この患者さんは、幻聴を耳の病気と考えるような、どこか素直なところがあったのか、耳鼻科の治療でよくなりました。その後も、耳の薬であるということで、クロルプロマジンをもらいに、耳鼻科に通っていたようです。

また、一九七〇年代後半に、「統合失調症は血液透析で治る」（！）という論文が出たことがあります。これは、エンドルフィン、エンケファリンが統合失調症に関係があるのではないか、という仮説の下に行われたものでした。

そうしますと、内科の先生が私のところへ来て、「これで統合失調症はいただきである。君らはもう失業だぞ」というんですね。私は、「もしそうならそういうこともあるかもしれない。でも精神科には新しいフィールドが出てくるだろう。人間はそうそう病気からまぬがれたり、問題がなくなったりしませんからね」と答えたのです。

そのうち論文のトーンも下がってきて、透析は女性にだけは効くとかになってきました。こうなるとガセネタ臭い感じで、結局この話は消えてしまいました。

けっきょく、この病気はぜったいに精神科だけの病気で、他の科の病気ではないというようなものはないのかもしれません。

症候性精神病の場合

症候性精神病――これは明らかに元来は内科の病気だったのです。梅毒は内科、皮膚科、泌尿器科で治療される病気でしょうけれども、第四期梅毒になって、火をもてあそぶようになったり、無意味なコレクションをするようになったり、あちこち徘徊するようになったりするとたちまち精神科に回ってくるでしょう。その他の感染症による精神障害でも、内科医がどうもこれは違うと思うと、精神科医が呼ばれます。

そうなると、精神科は医学のなかの消防みたいなものか、ということになりますが、それはちょっと考えが浅いのではないかと思います。社会的事例性ばかりを重視しすぎてはいけないと思います。

三 自我の働きから精神科の病気をみる

次に、人間の自我の働きという点から考えてみましょう。

まとめる力とひろげる力

人間の自我の働きにはまず、「まとめる力」と「ひろげる力」があります。精神統一なんていいますが、統一ばかりしていたら何もなくなってしまいます。ひろげなければ、新しい経験が入ってきません。しかし、ひろげたものはまとめないと、自分というものがひとつのまとまりでなくなってしまうわけです。

こういう微妙なつりあいが人間の正気を保つために必要なことのひとつです。まとめる力とひろげる力の乱れは、意識障害の時にはよくみられますし、器質性精神障害でなくても、障害がある深さに達するとみられることがあります。

外界と内界の区別

第二は、外界と内界の区別です。これは目覚めている時の正気を保つためには必要なことですね。もちろん夢の中ではこの区別がごちゃごちゃになっています。しかし、目覚めている時にこれが乱れると、社会的事例性を帯びてくる率がかなり高くなってくるんじゃないでしょうか。自分の中で起こっていることか、外で起こっていることかがわからなくなる。たとえば、幻聴というのは自分の中で起こっているものなのに、それが外で起こっていると感じて、その原因を追求すると、妄想が出現してくることにもなります。逆に、外界で起こることをすべて自分の中と結び付けて考えてしまうと、非常に心配することにもなりますし、外界の事件一つ一つにふりまわされることにもなります。この区別は意識障害の時にも乱れます。

世界の中心であるとともに世界の一部

第三に、自己は世界の中心であると同時に、世界の中の一人あるいは世界の一部であるということです。この二つのことを同時に感じることが精神健康の目安のひとつです。

精神健康の目安というのは挙げていくと、十いくつかくらいはあるのですが、大さくはこの三つが大事です。この三つが危なくなってくると、普通の接しかたでは足りなくて、精神科的なテクニックが必要となってくるのです。

四　精神医学の歴史

では実際に、精神医学の歴史をみてみましょう。

江戸時代

まず江戸時代。これは漢方の時代です。漢方の特徴は精神医学と身体医学の区別をしないということです。それは現在でもそうです。現在、精神医学でも漢方のリバイバルがみられます。

近代精神医学ではどうにも手の届かないところに漢方が妙味を発揮することがあって、けっこう精神科医が漢方を使いだしています。近代の薬では代替できない領域がけっこうあります。

アメリカの場合

アメリカでは、精神病院は公立が大部分で、私立はごく少数です。これは昔も今も変わりません。現在の州立病院の入院料は、邦貨換算でだいたい一日　万円、月三十万円で、これは日本とあまり変わらないだろうと思います。それに対してアメリカの私立の精神病院は、一日十〜二十万円、月三百〜六百万円必要と考えてよいでしょう。そういう病院の入院案内を取り寄せてみたのですが、これを二年間払えるという証明を預金通帳かなにかで見せろ、見せて初めて入院を許可すると明記してあります。なお、健康保険は現在民間保険中心です。医療費の単価が高いので査定がきびしい。日本と同じ方式で薬価を公的に決めているのはカナダですが、クリントン大統領時代にはこれなしで国民皆保険をやろうとしていました。すると連邦予算の半分近くが食われます。強力なアメリカ医師会は悪循環をつくり出してしまったのです。二〇〇九年は保険会社が病院の多くを所有して治療の内容・期間などを決めているようです。これを「マネジドケア」といいます。アメリカの医師は、日本はアメリカのマネをするなよ、といいます。

日本の戦前、戦中

戦前の日本も公立病院中心でいこうと思ったのですが金がない。軍備増強をしなければならない。州立精神病院にあたるものを、県に一つつくりなさいということを決めておいて、ただ、つくれないときは代用病院というものでいきましょう、つまり私立病院でオーケイということですね。申請したら公立病院と同じような扱いにしますということです。これで敗戦までに約五万床くらいができました。現在は約三十五万床ですから、約七分の一ではないでしょうか。

戦前は健康保険がありませんから、措置入院料は無料ですが、私費の入院料は安くて月十五円、今でどうでしょう、サラリーマンの初任給くらいでしょうか。（博物学者の）南方熊楠の息子さんが精神病になっていますけれども、京都の私立岩倉病院に入院させたところ、月二百四十円の入院料でした。当時家一軒がだいたい二千五百円ですから、十カ月で家が買えたわけですね。彼は入院費を払いきれなくて、息子さんを退院させて抱きかかえるようにして一緒に年をとっていった、という話があります。私費の入院は非常に高かったということです。

第二次世界大戦で、精神病院はほとんど壊滅します。その原因は、陸海軍が本土決戦に備えて、病院を接収して、患者を全部放り出してしまった、ということが一つ。もう一つは、精神病患者の栄養失調プラス結核でした。入院患者のだいたい半数が亡くなったといわれています。それはちなみに日本と似た状況にあったドイツの場合は、餓死者は四分の一です。そのかわりだいたい五万人くらいの精神病者を安楽死させています。当時のドイツでは病名診断はやめて不治とそうでないものとの二つだけに分けて（どうやって?!）不治は生きる値打ちがないとしたのです。

戦後

戦後まもなくは、精神病の患者さんは入院するのがたいへんな時期でした。精神科医も自分の家の一部屋に病室をつくって一人預かるところから始めたりもしていました。

昭和二十五年頃から、日本は復興に転じて、同時に工業化がおこりました。そのころ、新聞を中心に「野放し反対キャンペーン」というのがありました。精神病患者を収容して治療しなければならないといわれだし、昭和二十五年に五万床までに回復していた精神科病床数は、そこから約二十年で五倍の二五万床に達します。

五　治療法の歴史

治療の方法ですが、戦前の治療は、ブロム剤、バルビツール剤、あとは拘束と水に漬ける水治療法くらいです。

電撃療法

第二次世界大戦の間、あるいはその前あたりから、いくつかの技術革新が行われてきました。一つは、一九三八年頃、イタリアで始められた電撃療法です。最近また復活しています。麻酔医に手伝ってもらって慎重にやっていますが、中心的な治療法ではなくなっていますが。それまでにも微少なアンペアで高電圧を掛ける試みは百年以上前からあったのですが、成功しなかった。この場合、一一〇ボルトという危険な電流を数秒間にせよ、掛けるということをあえてやってみたのです。この治療は人工的にけいれんを起こさせるという発想です。てんかん患者には統合失調症が少ないという見解（これは後に否定されますが）にもとづいたものです。

精神外科

第二は、精神外科です。これはポルトガル人で脳動脈撮影を開発したエガス・モニスがついでにやった仕事です。それ以前に、フルトンという米国の生理学者が〝凶暴〟なチンパンジーの前頭葉を切り取ったらおとなしくなった、という研究をしていまして、これを人間に行ったわけです。〝凶暴〟なチンパンジーとはどんなチンパンジーですかね。精神外科は一九五〇〜六〇年代のアメリカ州立病院でかなり大きな比重を占めていたようです。

マラリア療法とペニシリン

その次は、第四期梅毒に対するマラリア療法とペニシリンでした。マラリア療法とは、マラリアで高熱を出させ、熱に弱い梅毒の病原体スピロヘータ・パリーダを殺すというものので、第一次世界大戦中に生まれた治療法です。ペニシリンは第二次世界大戦直前にできるのですが、これによって、精神科でもっとも悲惨な病気であった第四期梅毒がなくなっていった。精神病院は彼らによる排泄物まみれの状態から脱したんですね。

抗精神病薬

しかし、一九五二年にフランスで開発された抗精神病薬は画期的な寄与でした。抗精神病薬はもともと麻酔科の薬です。心臓外科で心臓を停止する時間を長引かせるために、体温を下げようということが行われました。ところが、体温を下げようとすると、交感神経が活発に働いて、体温がなかなか下がらない。そうやっているうちに交感神経が疲弊すると、今度は体温が下がってしまうと、もう戻らず、生命が助からない。交感神経、副交感神経の両方を同時に遮断する薬物はないか、ということで探したら、一九〇〇年のごく初期に、つまり五十年前すでにドイツで合成されていたクロルプロマジンがあったのです。その作用も実はドイツ人が発見していたのだ、つまり第二次世界大戦中に、ドイツが、ロシアの戦場という非常に寒い状況で人間が耐えられるように囚人を使って人体実験をしたデータを、フランス占領軍が盗んだのだ——という風説もありますが、真偽は永遠に証明されないでしょう。

どちらにせよ、精神外科はごく少数の〝成功〟例と多数の死者や自発性を失った人を出して敗退しました。電撃療法は、患者に対するインフォームド・コンセントが得られにくいことや、あるいは行う医者のほうが嫌になる、医者の人間性が荒れてくる、ということでいったん衰退しました。どちらもイタリアとポルトガルという当時のファシズム国家で開発されたというのはまったく関係ないことではないでしょう。

インシュリン療法というのは、ある意味では非常によい面がありました。低血糖から回復するときに行われるナースのケアが効いているのではないかという見解が強かったのですが、手数がかかり過ぎるということもあって、あまり行われなくなった。また時々死ぬという危険性もありました。

抗精神病薬が導入されたころは、これは薬理学的ロボトミーである、つまり薬理学的に前頭葉と皮質の連絡を断つという考えで説明されましたが、そうではないことがわかってきています。また軽くすませるだけで精神病の経過を変化させるものではないといわれてきましたが、やはりそれだけではないことも次第にわかってきています。

抗精神病薬登場後の変化

抗精神病薬の導入によって、以前に比べると、外来治療ができる患者、心理療法ができる患者が多くなりました。また、病棟の雰囲気が変わって、開放的治療ができるようになりました。

しかし、ここですぐに精神科の雰囲気が変わったかというとそうでもない。一つの革新的な薬というものが導入されて、それが定着するには、つまり大部分の医療関係者が納得して、余裕をもって使えるようになるには、二十年くらいかかるのではないでしょうか。そしてこの二十年がだいたい一九五〇年の五万床から二十五万床になる二十年後と重なるのではないかと思うのです。それが証拠に、一九七〇年頃から精神科以外の先生方が向精神薬を使いだしたんですね。精神科のなかで安定した使い方ができるようになると、その初歩的な使い方が他の科に取り入れられて、広い意味での医学の一部になっていくわけです。他の科の薬でもそうでしょう。

精神科の敷居

精神科は内科の一部からできたものですが、独立したのは西洋でも十九世紀の終りか二十世紀になってからなんですね。十九世紀には、内科医のうち「おれの得意は精神科だ」

という人が精神科を診ていました。それが今もう一度内科に戻ろうという、リメディカリゼーションというスローガンがあります。先にちょっと触れたものです。

てんかんとうつ病の患者さんがまず他の科に行くというのは、それだけ精神科の敷居が高いということです。つまり偏見があるということです。まあ、その偏見の結果を精神科はある意味では享受しています。精神科に来る患者さんは、ある意味で非常に「潔い」感じがします。思い切って来られるわけですから。

精神科に行かない精神科の患者を診ておられる内科の先生、ことに心療内科の先生は非常に大変だろうと思いますね。心療内科に来ている患者は、精神科に来るのと変わらない患者が大部分なのですが、思い切りが悪いというか、「潔くない」人が多いものですから、大変だと思います。私は東大分院で心療内科をつくるときにお手伝いしたことがありますが、そのことを非常に感じました。

各科の変遷

同時に他科の状況も変わって来ました。眼科を例に取りますと、この前まではレッド・アイ・クリニックといって、目の赤い人が眼科の患者でしたが一九六〇年代になるとホワイト・アイ・クリニックとなって、目の白い人が眼科の患者の主流になってきました。感染症は非常に少なくなって、意識の主流から遠ざかってきて、伝染病研究所が医科学研究所に変わった。癌、脳卒中、心筋梗塞が三大死因となった。第三世界では今も大部分がマラリアや下痢で死んでいるわけですけれども、ともかく日本ではそうなりました。

同時に精神科でも疾患の慢性化ということが起こってきたのですが、それに伴って患者と医者との関係というものをもう一度見直さなければならなくなってきました。医療技術を一方的に施すだけでは済まなくなってきたのです。

これは各科の医師の皆さんが経験されてきておられる事で、例えばインフォームド・コンセントの場合、告げるべきか、告げるべきでないか、あるいは病名を告知した後どうするべきか等のまさに精神科的な問題が出てきました。また、慢性患者たちをただ維持するだけではなくて、QOLつまり生活の質の向上を問題にしなければならなくなりました。

ですからこの時代には精神医学の特殊性がだんだんなくなってきたと同時に医学の心理学化が並行して行われてきたと思います。

精神科は、統合失調症だけで百万をこす患者、老年痴呆は推定百五十万か二百万でしょう。重症患者数では最大の科だと思うのです。一般医学のお手伝いをするには医学のほうからもうんと協力してもらわねばなりません。

六　公的病院の中の精神科

日本の総合病院

私が東京大学に行ったのはまだ昭和四十年代の初めでしたが、東大は各科の間に連携がありませんでした。例えば小手術ぐらいは精神科でやっていました。皮膚病ぐらいも自分で治療しなければならなかった。他科の友人に来てもらって相談して治療していました。「東大というのは単科病院の集まりか」と言ったら先輩は「その通りだよ、気がつかなかったの」と言いました。

この点で先鞭をつけたのは大阪大学だと思います。昭和二十年代にすでに複数の科の主治医を任命して相談して行うという制度を導入していました。確か「共観」という名前でした。これは東大にも京大にもありませんでした。大阪大学のいいところが表れています。

精神科の経済性

また、その頃、昭和三十年代には精神病院、精神科病棟を公立病院に付けることが非常に流行しました。豊橋市民病院の五十年史を読んでいますと精神科病棟や精神科に対する賛辞があるんですね。つまり病院の他の科の赤字を全部精神科が埋めていた。今では精神科病棟というのは財政的に非常にお荷物とされているようです。神戸大学でも皮膚科、精神科、麻酔科、小児科、このあたりが収益が少ない。精神科のベッド数は五倍になったけれども医療費はそれに追いついていないということが一つあります。精神科の医療費は低く抑えられてきた。それでも昔は病院の赤字を全部解消する役をしていた。どうなっていたのでしょう。

向精神薬というものが非常に安い。ハロペリドールという代表的な向精神薬でだいたい一錠数円からせいぜい十数円でしょうか。向精神薬は非常に単純な化合物で非常に安くできます。抗生物質もそうだと言われるかも知れませんが、次々と耐性ができるものですからイタチごっこになってきた。新しい薬は高い。幸いにして精神というものはバクテリアみたいにどんどん耐性が出来るわけじゃありませんから。製薬会社はいろいろ誘導体を作っているけれども、例えばハロペリドールという立派な薬がある場合には「少し弱いのを作りました」といっても「それならハロペリドールを少量出せばよかろう」ということになってしまう。

つまり切れ味のハッキリした比較的少量の薬で間に合っているのです。精神科の薬は一剤や二剤を理想とすると言います。なかなか実情を見るとそうはいきませんが、シンプルにやれるということです。

各科協力のために

では実効を生む協力とは何か。一つは、お互いに知らない者同士では協力できないということです。協力しましょうと言っただけで真ん中が抜けていると、ここで落ちこぼれる患者さんは非常に気の毒であります。

もう一つは、電算機の父の一人と言われるノーバート・ウィーノーが言っていることですが、協力にあたっては、自分の領域についてはエキスパートであって、自分以外の領域についてはディスカッションできるだけの知識をもっていることが必要です。

この二つがあってはじめて協力ができる。共通の目的に対して私心がなくて、目標を達成する熱意がなければやってはいけないというのも当然です。この辺については若い精神科医は非常によく考えていて、まあよく勉強していると思います。と同時に身体科の先生方も精神科的なことについて目を開いていただくということが非常に重要だろうと思います。これからはやはり共通の言葉を持って行かなければならないということです。

ただこれは僕らの責任、ことに精神科教育者の責任と思うのですが、少し古い時代の精神科の教育というものは「精神科というのは難しいというのが分かったらこれで分かったんじゃ」とか「精神科が分からんということが分かったらそれでいいんじゃ」というような独善的な傾向が私どもの先輩の偉い先生方にもないとは言えなかったんですね。これは非常に申し訳ないことでありまして、一般の人々よりも医者の方が精神科に対する偏見が大きい、あるいは精神科が見えていないというようなこともささやかれていますが、その大きな理由だったかもしれません。今の精神科教育者はそういうことはないようにしたいと心がけているはずと思います。

精神科の診断基準について

「精神科の診断基準はないのでしょう」とよく言われますが、診断基準についてこれほど議論している科は他にないだろうと思います。これは精神疾患というのがひとつのシステムの病いであって、身体的に言えば脳という一つの臓器に現われるものですから、肝臓の病気と腎臓の病気とを鑑別するならはっきりとできることも多いでしょうが、いくつかある甲状腺の疾患の間の鑑別というのは必ずしも易しくない。たとえば橋本病とバセドウ氏病とは、同じものであるとか別のものであるとか学者内でも議論があるし、同じ症例についても「これは橋本病だ」「これはバセドウ氏病だ」と診断が違うのはよく見られることです。精神科の場合は脳一つですからまさに同じ事情です。では脳と精神とはどうなっているんだと言われそうですが、これはちょっと難しいところで、一口に言えば、脳の影が精神であり、精神の影が脳である、あるいは脳から出発すればどこまでも脳で、精神から出発すればどこまでも精神です。出発点をどこにとるかです。「心」というのは精神から出発する形で、身体や環境を含めたものでしょうね。ということで今日はご勘弁願いたいと思います。

まあそういうひとつのシステムですからこれを分けるというのは大変難しいのですが、国際的な合意がほぼ成り立っている診断基準を持っている科は他にないのではないか。そういった分類は実際に使ってみると不都合な中間の例が当然出て来るわけで、そんなことは承知の上でとにかく共通の言葉を持とうとしてきたのです。

精神科の役割

それからちょっと手前味噌を言いますと、精神科は非常に片寄っている科と思われがちですが、ある大学でカリキュラム委員をしたことがありまして、その大学では、内科の先生は内科のカリキュラムを大きくしたい、解剖学の先生は解剖学のカリキュラムを大きくしたいと言われる。眼科だったら眼科が重要であると。皆、自分の所が重要なんですね。で、まとまらない。

カリキュラム委員に適性があったのは放射線と麻酔と寄生虫と精神科の四つでした。放射線というのは頭の先から足の先まで診るわけで、全身を診ないと放射線科と言えないわけです。麻酔もそうでありまして、これもやはり全身を診る科ですね。寄生虫というのはこれはちょっと違うかもしれませんね。寄生虫の先生というのはある種の諦めを持っていて「十年に一人、私の弟子になってくれる人があったらこれはもう望外の喜びである」というように非常に達観しておられまして、「全体を見ていくというのが教授会での僕の役目なんだ」と言っておられました。

私は助教授で特に委員に加えていただいたんですけれども、精神科もなるほどそういう意味では等距離で眺めていけるんだなあ、そういうことをもっと心掛けていくべきだなあと思いながらカリキュラムを作ったものでした。そのカリキュラムは学生に非常に評判が良かったものです。そのように、我々は決してわが仏尊しということはないようにしている。と同時にそれぞれの科の特色を尊重しながら、患者さんの福祉や病気からの回復や生活の質の取り戻しをがんばってやって行きたいと考えています。

ただ精神科というのは内科的医学に全部解消するかというとそうではない。最初に言ったように、仮に自我というもののまとまりがある程度ダメージを受けたとします。その原因が脳炎であろうが何であろうが、ダメージを受けたために普通の対人関係ではやり通せないような人には精神科の固有のテクニックが必要である。そういうものに対するスキルというか臨床眼を我々は鍛錬していかなければならないし、そういうことが必要な場合には皆さんのお手伝いをしなければならない。

精神科の使命

「二十世紀の後半の精神科医師の使命は二つある」と二十年ほど前に書いたことがあります。一つはそれまでに不幸にして精神病者になってすでに長くたっている方に、せめて耐えられるだけの生活内容とそれから不安に脅えないだけの保障とを与えること。そしてもう一つはそういう人がもう発生しないように、新しく発生する患者さんはもっと機敏に処遇、治療を施し、社会に復帰するなり、社会のどこかに場を占められるようにすることです。

しかしこの二重の使命については、残念ながら現在も変わっていないように思っています。例えばこの淡路の病棟でも非常に古い患者さんがおられると思います。精神病棟がこの赤字を支えた時代があったかどうか私は存じませんけれども、おそらくそういう時代がきっとあって、そうした時から入院しておられる人もあるでしょう。

京都大学では実に昭和十何年から入院している方がおられました。退官された時の木村敏教授は「僕より古い患者が二人いるよ」と言っておられました。先生が精神科医になられたのは一九五六年だったかと思いますが、それより前に入院していた患者さんという意味でしょう。これはやはり過去の医学の不足というものに対して償える唯一の方法でありましょう。どこの病院でもそういう人を全部追い出すというのは私はやはり非人道的だと思っております。と同時にそういう人ばかりになったら、病院は新しい患者さんを速やかに救う、速やかに治療するというようには機能しないわけでして、やはり新しい患者のための病院の場というのも大きくならなくてはいけないでしょう。

精神科の患者さんは昔は早く死にました。結核以外の合併症にかかることはあまりなく、精神病者に癌なしとまで言われたんです。ついニ、三十年位前のことですよ。今はいくらでも癌になります。精神病者が全体的に高齢化してきた。高齢化してきたのはこれは単に人口が少ないだけではないんです。新規入院が少なくなってきたためです。新しい人は外来で治療できるようになってきたということです。

四十年位前までは統合失調症といえば入院、たとえば「幻聴が聞こえます」と言えば即時入院であって、「外来でやります」と言うなら、上の先生は「君は若いからなあ。そんなこと言うけれどもしょせん入院するよ」と言われたのですけれども、今では外来でやるのが当たり前です。薬が変わらないのにどうしてこんなに変わったかというと、昔は我々も薬の使い方に慣れていなかったということだろうと思います。おっかなびっくりで、暗闇に何かを注ぎ込むような感じでした。

リエゾンとコンサルテーション

それから、いろいろな病棟で心理的な問題が発生した時ですが、主治医を無視して、精神科医が入り込むのがいいのかどうかは相当議論があるんです。これは先に触れた共観ということですけど、精神科の主治医をつけるというのは重症の場合でしょうね。軽い場合には精神科医が相談に乗るということになるでしょう。主治医が一般科と精神科と二人ある場合はリエゾンと言います。精神科医が相談に乗りながらそれぞれの科の先生にやっていただくというのはコンサルテーションと言うわけですが、この両方を巧みに使い分けるということはこれからの医学の大きな課題の一つだと思います。

向精神薬を使いこなすのに二十年かかったのですが、コンサルテーションとリエゾンを使いこなすためには一般科の先生方と精神科の先生方との協力のためにやはり二十年くらいの熟練を要するんではないでしょうか。以上で話を終わります。ありがとうございました。

(『兵庫精神医療』第一五号、一九九四年)

＊一九九四年四月二二日、県立淡路病院での一般科の医師とナースに対する講演。

精神保健の将来について

精神保健はこれからどうなるか、どうなるのがよいのか。これを、精神保健サービスを受ける側に身を置いて考えてみたい。これは、まず私のような、精神科の医者として「サービスを供給する側」の人間にとって、少なくとも時々は必要な発想の転換であると思う。この転換には多少の努力を要するけれども。

誰でも精神健康に時には問題が生じうる。端的に言えば、誰でも原理的にはてんかんにも、神経症にも、うつ病にも、あるいは統合失調症にもなりうる、あるいは老年期痴呆にもなりうる、差は分子水準の確率と人生上の運と多少の努力とに過ぎない――こう考えるところに精神保健を考える正しい出発点があると思う。ひとごとでなく、よその家庭のことでなく、わが身にありうることとして考えるということである。

とすれば、非常に重要なのは二次予防ということではなかろうか。たとえば、わが家の誰かが急にはげしい錯乱に陥るとしよう。核家族では動員を掛けて病院に連れてゆくのも大仕事である。スウェーデンで計画されたように、医師一人、ナース二人、ケースワーカー一人のチームがジープで駆けつけてくれればどんなにありがたいだろう。スウェーデンでも、私がその地の精神科医に聞いたところでは医師不足のために実現が阻まれているとのことであるが、これはどんなに有効なチームであるだろう。そもそも、強い者、健康な者のほうが弱い者、病める者のほうに駆けつけるのが本来の姿であろう。現在の形は逆立ちした形であるわけで、これは病院に大きな動かせない設備があることから、まるで当たり前のように思われているだけのことにすぎない。

こういう往診チームは、決して引き合わないものではあるまい。二日に一回程度の往診で回復する場合が決して少なくないと思われる。現在の、外来か入院かの間には幅の広い中間地帯があるはずだ。そして、これを入院とした場合の直接間接の費用は、往診チームの維持よりも安価とはいえまい。往診チームには若い医師を宛てて、よい研修の場とすることができる。学生を加えてもよいくらいだ。

どうしても入院しなければならないとなれば、まず、待たずに受け入れてほしいものだ。錯乱する患者を抱えて二日、三日過ごすことは振り返ると地獄のような時間だ。当人にはいっそう恐ろしかろう。この間に起こったことは、当人にも、家族にも消えない傷を残す。ひょっとすれば、慢性化の確率は、この二、三日の遅れの間にぐっと高まるのではないだろうか。傷口が開いたままの患者に最小限の応急手当をして現場に転がしてあるような状態なのだから、それに、精神保健の啓蒙では、すぐにも救援の手がさしのべられるようなことを言っており、再発の場合には出来るだけ早くいらっしゃいと言っているので、二、三日でも待たせるのは身を切られる思いである。患者の側にすれば、これは食言だということになろう。私に力があれば「即時入院による慢性化予防」という実験をしたいくらいだ。

なぜ、そういうことをいうのか。その可能性を示唆する実例があるからである。それは、満床を追求しない病院があることである。そうすると自然に一割程度の空床が生じるものである。これが緊急対応力を発揮する。中には一日未満で退院するような患者もでてくる。私の念頭にある二つの病院は公立総合病院精神科一つ、私立単科精神病院一つであるが、いずれも重症患者、一つは措置患者さえも含めて全開放であるのも偶然ではあるまい。もっとも、一つは島にあり、一つは山中の盆地にある。全開放という点では、この地理的条件あってのことだという保留が必要かもしれない。しかし、満床を追求しないということは、それとは関係ない。

すべての国公立病院の院長が満床率を絶えず気にしていることは事実である。これが、まったく意識しない水準で、入院を遅らせ、退院を遅らせて慢性化への道を歩ませた大きな原動力の一つであると私は考えている。そして、日本の病床の大部分は慢性患者に占められている。したがって、ベッド数の割には緊急対応性がないのである。右の二つの病院がその例外で、いずれも開設以来二十年、まったく増床をしていないのが、何よりの証拠である。その間に類似の条件の病院は二倍の増床をしてなお足りないという状況になってしまっている。

満床追求をやめるにはどうすればよいであろうか。私立病院の場合には、病院長が肚《はら》をくくればよい。公立病院の場合には、空床ができれば、人員削減、他科への転用がすぐプログラムにあがる。病院長の理解、地方自治体の理解はもちろんだが、それだけでは足りない。最後は大蔵省（現在の財務省）の理解まで必要なのであろう。右の公立病院の場合には、最近まで病院長が一身に圧力を受けとめていたという。院長が先頭に立って患者に対して虐待していったU病院事件が明るみに出て以後、次第によい評価を受けるようになったと院長は語っておられたが。

空床があるというからには、職員の手が余っているだろうというのは下司《げす》のかんぐりである。退院させられる患者はどんどん退院させてよい、その代わりに入院を求めてくる患者は原則としてすべて即日入院という原則であれば、今よりもずっと多忙になるはずである。そして、一時的には、超過入院になりかけたり、空床が増えすぎてどうなることかと思われたりするかもしれないが、上の病院の例を見れば必ず適当なバランスが成り立つであろう。成り立たない時は、病床を増減すればよい。私の予測では長期的に必ず減ると思う。もしほんとうに、自然な形で、現在のふくれあがった病床数を減らそうと思えば、これ以外の方法は私には思いつかない。むろん、病床数を減らすこと、それ自体が目的ではないのであるが――。

ここで、精神科の医師数が、特例として、一般科の数分の一でよいことになっていることを思い起こそう。一般科が十四床に一人とすれば精神科はおおよそ四十八床に一人であり、それよりさらに医者が少なくても大目に見るということになっている。これは、厚生省が積極的に定めたのではなく、敗戦直後に、精神科医の絶対的不足を背景に、精神病院側が陳情を繰り返してかちとった特例なのであるが、その歴史的経緯を知る者も少なくなったまま、現在も、いつ改善されるという予定もないまま存続している。かつて行政の中央にいる人の考えをきいてみたところ「現在でも（精神科医は）暇《ひま》ですよ」という答えが返ってきた。この人は国立療養所経験者であったが、おそらく四十八人に一人だから一人一人の患者が見えないので暇なのであり、十四人に一人であれば一人一人の患者が見えてきて暇どころではなくなるであろう。ちなみに、ずいぶん以前から精神科患者の行動を予測できるかできないかという論争があるが、これはいわゆる問題行動を云々しているのであろうが、これに限らず、行動予測問題への答えはむろん、絶対に予測可能なのでも絶対に不可能なのでもあるまい。事態はその中間であって、その確率を左右するのは、主治医の担当患者数が大きくものをいうであろう。すでに、古く都立松沢病院で一人の医師の担当患者が十名を越すと個人に即した治療が困難になるという結論が出されていた。現在でも、看護の状況が極端にひどくなければ、精神病院の水準をもっともよく表すものは実働の常勤医師数であると私は思う。実際、長期間の統計で、ある病院における自殺数は医師数が増加すると顕著に減少した。

私の主張は実は穏健であって、二十年あるいは三十年計画で一般科なみを目指すようにするのがよいというのである。急激な改革は急造の精神科医による単なる員数合わせになってしまうだろうからである。

数だけ増やしてもしかたがないというのには一理あるが、その病院にはある一時点をとってみると自分以外に医師がいないという場合には、一般に医師の進歩は期待できない。日本人というものは、一人では弱いが、気の合った数名が一緒に働く時にものすごい力を発揮するということを思い合わせてもよかろう。これは文化人類学者の中根千枝さんの指摘であるが、誰でも思い当たることであるまいか。

精神保健の将来を考えようとして、入院を必要とする精神病の二次予防から二次予防ばかりに焦点を当ててしまった。これは、私が実際に繰り返し考えていることであるので、いわば自然の流れであろう。

私のように二十世紀後半に生きてきた精神科医には二つの課題があった。一つは、すでに存在する慢性患者の社会復帰をどのように図るかであり、もう一つは新たな慢性患者の発生をできるだけ阻止して急性期からの順調な回復を促すことであった。この課題の道半ばにして精神科医としてのキャリアーの終わりを迎えるであろうことは残念でならない。

私は、多少の緊急往診も、ケースワークもしたし、若気の至りで患者の家庭に泊まり込んだことも、患者と共同生活を試みたこともないではない。毎夏を患者とキャンプしたことも、運動会をしたことも、文化祭をしたことも、ひととおりのリハビリテーションも、絵画療法も、箱庭療法も試みた。集団療法にも立ち会った。とにかくよいと言われることは何でもやってみようとした。結局、そこから今言えることは、慢性化しつつある患者、慢性化した患者に、これがよいといわれる特権的な方法、いわば「王道」はないだろうということである。強いていえば、かつて「心のうぶ毛」と表現した、ある繊細さと向日性とでもいうものが感じられるようになることが、非常に重要なステップではないかということである。それは、おそらく患者の自然回復力の表現であるとともに、他の人間の善良さを引き出す生命的能力である。そのような患者なら私は家族として受け容れることができる。医師としての課題は、したがって、患者のすさみを、あるいは萎縮を、どのようにして和らげ、うるおすかということになる。私にいわせれば、それは、人間であることさえも超えて、すさんだ生命、萎縮した生命を回復させる機微が確かにあって、それを忍耐づよく、しかし晴々とした気持ちを失わずに行ってゆくことであろうと思われる。

老年期の問題、薬物嗜癖の問題、ハイテクノロジー時代のストレス対処の問題など、数多い問題を述べなかったが、それには別の適当な機会あるいは人があるだろう。

（『心の健康』第四五号、一九九一年）

III

微視的群れ論

雑踏・人の流れ

神戸の町を歩いていますと、人間と人間の間隔が広いということを感じます。元町通りなんていう繁華街でも、人間と人間のあいだが透けて見えるんです。神戸にも多少のラッシュアワーはありますが、東京のようなラッシュアワーではない。みな次の電車を待ちます。無理して乗らない。

都市それぞれには定数のようなものがあって、大阪に行けば、大阪ってなんて人が多いんだろうとぼくらは思うし、東京に来ると、さらにさらにそう思います。ぼくは東京で神戸にいるときのように行動するかというと、そうではないですね。定数に応じて行動形態が違ってきます。東京では雑踏のなかに身をゆだねます。しかし、神戸なら、誰もそういうゆだね方をしないし、私ももともとよりです。こういう混み合いのかたち、あるいはどの程度を混み合いとするかというのは、場所によって違うんですね。私は、それぞれの町によって、自分が変身する、群れのなかで自分が変身していくということを感じますね。私だけではないでしょう。

たとえば、東京のタクシーの運転手さんがイライラしない範囲の渋滞、大阪の運転手さんがイライラしない範囲の渋滞、神戸の渋滞と、これは明らかに違いますね。私は東京という町の感覚ももっていますが、神戸の人はもっぱら神戸で運転しているからでしょうけれども、私にはどうでもいいような僅かな混み具合でも運転手さんが非常に苛立ったり、逆に申し訳ないと謝ったりする。このような感覚の差があります。

東京や大阪の雑踏をただちにアジア的雑踏と言っていいのかどうか、わからないんですけれども、インドネシアのバンドンという古い町に行ったわずかな体験ですが、そこは一人か二人歩けるぐらいの狭い通路の市場なんです。両側はぎっしり店で、商品が両側にそそり立つ中を人が行くんだけれども、その中に入ってしまえば、それほど苦痛ではない。それなりに楽しいものですね。むろん、その時に自分のペースを主張しすぎると、それは大変な苦痛ですね。

両側の店の人が声を掛けてくるし、前も後ろも人が詰まっている。ある人は突然閉所恐怖に襲われるかもしれないけれども、水泳と同じで、いったん水に入って馴染んでしまえば何ということはない。ある臨界線さえ通り越えれば何ともないわけです。夜店の雑踏をうんとつめ合わせたようなものですね。

さて、こういう定数の違いは国単位なのか、都市単位なのか。都市単位でしょうね。人間がつくった都市というのは、エルサレムでも何でもそうですけれども、千年単位でもちます。しかし、国というのはそんなにもちませんね。日本も、応仁の乱あたりで一遍切れたと考えてもいいぐらいだと、司馬遼太郎さんは言っておられるけれども、都市というのはしぶとい。

私は、二十八歳ぐらいではじめて東京に出てきたんですけれども、東京の知識人というのは、時間が明治維新から始まるんですね。関西では、明治維新というのは、ある過程の中のひとつの中間駅にすぎないんだけれども――。始まりというのは、だいたい織田信長から徳川家康あたりです。あのあたりから「現在」なんだという意識ですね。ぼくは東京に出てこんなに明治維新が大きな比重をもっているのかと思って、非常にびっくりしたものです。

実際、京都の町並みなどは、江戸の中期のものを反映しています。奈良と和歌山にある私の両親の実家も、私が子どものときに二百五十年たっていた家でしたから、二百五十年前までの実在感、連続感、現在感があったわけです。たしかにそこから先は茫漠としていますね。しかし、島根県とか兵庫県の播磨のあたりみたいに戦乱が頭の上を通りすぎたところだと、鎌倉時代まではすっと行ってしまうらしい。

私は行ったことがないけれども、エルサレムなんていうのは、ここをキリストが歩んだという石畳が残っていて、オリーヴの園も残っている。二千年前の、当時としては小さな事件の跡が生きている。つまり、都市それぞれの歴史に、人間を方向づけるような歩き方から、振る舞い方、人間と人間の距離の取り方までを、規定するところがあるという気がしますね。当然かな。

だから、ある町に引っ越していって溶け込めるかどうかということも、そういうことと関係しているのではないかな。田舎の何とかという町へ赴任したけれども、さっぱり溶け込めないといっても、溶け込むとはどういうことをいうのか。その町の重要人物と知り合いになって付き合うことですか？　土地の人がそうしているかというと、べつにそういうことはないですね。ある村に生まれついて、村の指導者層とは全然付き合いがなくても、では溶け込んでないと言えるかどうかというと、そうじゃないですね。もっと都市固有のリズムとか時間とか、あるいは匂いとか、肌ざわりとか、そういうものに、うまく乗るかどうかというようなことなんでしょうね。

日本人論なんかのなかには、その人が育ったところが日本だと思っているようなところがあって、「ぼくも日本にいるけれども、そうばかりは言えないよ」ということが、それぞれいっぱいあるのではないでしょうか。

アジア的雑踏ということに関して、大阪というと、大阪―台北―シンガポールというように連続するものがあるだろうと思うんです。大阪の雑踏はアジア的雑踏といえても、東京の雑踏というのはどうなんでしょうか。

私が東京にいたころと、いまの東京の雑踏とは、ちょっと違うかもしれません。東京という都市は、オリンピックから変わったのかな。

私は、一九六四年ぐらいから七五年までいましたから、ちょうど変わるときを見ていたんだけれども、東京だろうが大阪だろうが戦後のヤミ市の雑踏は、まさにアジア的雑踏だったと思います。これは記憶にありますよ。一九八〇年のバンドンに行って、自分の少年時代に再会したという感覚をもちましたね。ほっとして、気がゆるんだくらいです。

都市・デカルト・カヴァフィス

ギリシャの詩人カヴァフィス(一八六三—一九三三)は、人が群れている範囲の外に出られなかったようですね。彼は、少年時代は英国で教育を受けているわけだけれども、十代の後半からほぼアレキサンドリアばかりに住んでいたわけです。一九三三年に死んでいるけれども、前の年にアテネで喉頭がんの手術を受けました。そのあと、アテネの郊外のギリシャ神話に名高い山が見えるところで静養するように、友人が設定するんですけれども、脱走してしまう。そして、カヴァフィスならあそこに行ったに違いないと思って、アテネのいちばん雑踏しているところを捜すと、はたしてそこにいたという話です。

彼の公刊されている詩には、ほとんど自然が出てきません。遺稿集のなかには、多少植物も出てきますけれども。全部、町であり、その町の人間と追憶、そして、追憶のからまった町並みです。ほとんど彼の記憶そのものと化したようなアレキサンドリアの町は、日本から行った人が目の当たりにするのと同じ町と思えないそうです。

ボードレールとカヴァフィスの二人とも徹底的に都市の人間なんですが、また、二人とも二十代に政治改革に関心を示したところがあるんです。

ボードレールも、若いときは、過激なものを少し書いています。カヴァフィスも、ヨーロッパ人の評論をよむと、最初からアレキサンドリアの町の申し子みたいになっている。しかし実際には、二十代の後半あたりは、イギリスに対して、ギリシャの文化遺産を持ち去っていったことを抗議するような文章を書いています。彼がアレキサンドリアの町を一時逃れてコンスタンティノープルに行くのは、英国の艦隊がアレキサンドリアを砲撃し、カイロに進撃して、事実上エジプトを支配していく過程においてです。それから、彼は諦念をもってアレキサンドリアの町にひっそりと住み直すわけですが、昼は小役人として働き、夜はホモの世界に生き、もう一つの顔が詩人であるということです。

デカルトだって、ある種の断念のなかで都市のなかに定住するわけですね。中国にも、ほんとうの隠者は市に隠れるという成句があるでしょう。彼がオランダに住み着くのは、一つには、言論の自由ということもあるんだろうと思います。しかしオランダの町のざわめきというのを、森のなかの鳥のさえずり、というようなかたちで表現している。とにかく、都市のなかで森の静寂のようなものを味わっていて、非常に快適だと言っているんです。『方法序説』の終わりのほうかな。群衆のなかこそ隠れ家なんだというわけなんです。群衆のなかに混じって何かをやっているわけではないんですね。

あのころのいちばん近代的な都市、無名性を許容する都市というのは、アムステルダムなどのオランダの都市だったと思うんです。そういう共通性があって――ある人たちは、権力を求めて都市に来るのかもしれないけれども――ある人は、国内的であれ、国外的であれ、亡命するために都市に来るのかもしれない。実際、農村には亡命できませんね。

パリとかロンドンというのは、あらゆる肌の色の人がいますけれども、イギリスの田舎にそういう人がポッと入っているかというと、それはないですね。そういう意味では、都市というものは、元来の群れからとび出た人間が潜り込めるようなものかもしれない。

ルソーが、森に二十歩入ったらもう自由だといっている。耕地は統制されているのですね。腐葉土のようにいろいろのものが棲めるのが自然発生都市というものかもしれません。計画された都市、たとえばつくば学園都市なんていうと、これはだいぶ違うかもしれない。両方は正反対のものかもしれませんね。つくば学園都市には隠れ棲むということができないでしょう。そこが同じ大学都市でもケンブリッジやオクスフォードと違うのでしょう。

カヴァフィスのアレキサンドリアは、彼の詩からみると、重層した記憶の町でしょうがね。実際は相当雑駁な新興都市だと思うんですよ。アラビアンナイトから出てきたような町を予想する人もいますけれども。ことに西洋人でカヴァフィスが好きな人には、そういう思い入れがあるんだけど、実際は、あれは十九世紀になってから、エジプトが近代化を始めて、タマネギだとか綿だとかタバコだとか、農作物の集散所として栄えたぐらいで、けっしてそんな由緒ある町ではない。むしろ猥雑な町でしょうね。トルコ風のコーヒー屋があるかと思ったら、イギリスのクラブがある。中東ふうの淫売窟があるかと思ったら、ヨーロッパ人のクラブのようなものがある。実際はそのようなところだったのでしょうね。それもどんどん変わってきて、昔はここにカフェがあったけれども、今は全然なくなっているんだというようなことを、カヴァフィスは詠《よ》んでいるし、彼はそういう重層した記憶というなかで住んでいたんでしょうね。

七人の小さい集団

臨床のほうに話を移してしまうと、一つの群れというのは、一次的な家族とか友人とか職場の人です。職場の人でも本当に親しい人の十人前後の集団があって、それから、背景としてのその他大勢という人たちがいる。そして、その中間の人たち、クラスメートとか職場の同僚とかいうのが、人間にとっていちばん処理しにくいものらしくて、少なくとも、日本人では、対人恐怖がいちばん発生するのは、この中間の人たちに対してです。

今日の話の始まりは大勢の人の話なんだけれども、それは背景的な人なんです。ふつう、背景的な人というのは、あまり精神医学には登場しないんだけれども、それぞれの肌合い、あまり意識しない無数の人たちが織りなすあるパターン、リズム、定数とでもいうべきものが、無視できないかもしれないという話になったと思うんです。この背景は、ふつうわれわれはあまり論じないんですけれどもね。

小さい集団というのは、ぼくらは病人を扱っていて思うんですが、あれもまだまだ奥があるような気がしますね。家族とか、夫婦とか、親子というのも、まだまだ奥があるような気がします。システム的な捉え方で済まないものがね。

中間的な距離のものは、人間は非常に扱いにくいらしいです。日本人だけではなく、スイスの学者も、中間の人間が扱いにくいという話をしています。

ネズミでも、一つの檻の中に入れてうまくやっていけるのが、七、八匹ぐらいでしょうか。それから三十数匹までは（要するに中間的関係になると）ネズミはやせてくるらしいです。

数が多いために個体としても対応できないし、集団としても対応できない。で、三十何匹以上になると、今度はまたネズミが太りだすんだそうです。もう集団一本槍の対処の仕方になって安定するのでしょうね。生物共通の問題なのかもしれません。

これは、パーキンソンの法則で、会議というのは、七人ぐらいがよく、十人を超えると形式に流れて、実質的にはそのなかに生まれる小集団に決定権が移るんだという話にもつながるし、記憶心理学では有名な仕事があって、人間はそもそも七つプラスマイナス二以上の概念のかたまりを処理することができないんだといいますから、ものを分類するとかいうのも、外界がそんなふうにできているというよりも、人間の頭のつごうによってものを分けたり、見たりしているのでしょうね。

家族論でいうと、両親がいてきょうだいがいるけれども、きょうだいの数が五人を超えると、きょうだいどうしの相互作用のほうが、両親との相互作用より重要になってくるといいます。両親ときょうだいを入れるとちょうど七人ですけれども、七人以上の集団となると、親と子という世代間の境界よりも、一人一人の個としての行動が非常に重要になってくるようです。「七人のこびと」で白雪姫の家事は全部賄えるのですね。

こういう限界は、生物それぞれによって、そんなに違うものでもないのかもしれません。ひと胎《はら》の動物の仔は七、八が限度でしょう、ネズミでも。この限界を越すと、今度は集団になってしまって、それにはまったく違う対し方になるわけです。

よく日本人の集団精神というけれども、日本人が集団性を発揮して仕事をするのは、だいたい数人でなんです。気の合った日本人が数人集まったら、これはたいへんものすごい力を発揮するといいます。一人一人の日本人というのは大したことがない。それから、ものすごく大量の集団の日本人というのも、怖いことは怖いけれども、創造的といえるかどうかわからない。ところが、数人の気の合った人間が、行動すると、これはすごいパワーを発揮するんです。

職場の人間関係はこの七、八人までの人間というのが、一つのユニットになっているのではないでしょうか。見かけ上は三十人の会社でも三百人の会社でも、そういうものはありますね。

医者の世界でも、毎年毎年新人が医局に入ってくるわけですが、だいたい六人ぐらいが一つのグループを成している学年はパワーを発揮するけれども、十人超すと、これが二つのグループに分かれるか、それともまとまりがなくなってくる。逆に、三人か二人ぐらいになると、今度は二学年が合流したりしますね。

都市という森の中

私は、群れというものを、ほとんど風景のように考えていたし、実際、都市というのは一種の森で、狩猟民族的なものに回帰しているんだということを、たしか柳宗悦先生だったかが言っておられたと思うんです。都市を森と感じたのは、デカルトが初めてで、カヴァフィスなんかは、森の中にいたのか、森の腐葉土の中でゴソゴソしていたのかわからないと思っていましたけれども……。

精神医学の臨床では、大集団というのが直接問題になることは、たしかにないといえばないですね。たとえば、患者を治療するといっても、その患者さんの集団の関係を問題にするといっても、それは小集団ですね。家族であり職場です。職場といっても、職場の数人の人とのコミュニケーションを回復すれば、それで済んでしまうんです。

それから、最近のパソコン通信みたいなものはどうなんでしょう。集団そのものを相手にすると大変だから、そのなかで、腐葉土の中をゴソゴソ歩いている生物どうしが、それこそ道をつけ合う。そのようなものなんでしょうね。

ただおもしろいのは、二十年、三十年前の人間の群れ方というのは、職場とか、血縁とか、そういうかたちでしかあり得なかった。そういうものが主だったと思うんですが、そうでないものが芽を出してきたということなんですね。

神戸という町を例にとると、比較的クラブとか趣味の集まりというのが、昔から発達しています。伝統的にそういうところなんでしょうね。

東京人のセンスからすれば恥かしいだろうというくらいの伎倆だけれども、シャンソンの会とかがあって、素人《しろうと》っぽい人なんかが、かなり派手な振り付けで歌ったりするんです。それをみんなけっこう楽しんでいて、知人に花束をワーッと贈る。そういう意味では、かなり芝居っ気がある。

あれはやっている人が楽しんで、その楽しんでいることを見て、あいつも楽しんでいるなということでこっちも楽しむ。こっちもそれをおもしろがるわけです。

芝居っ気といえばイギリスが非常に芝居っ気がある。これに気づいたら、あそこが楽しくなりますね。

だいたい困っている人をさっと助けて何くわぬカオをして立ち去るというのがあそこの紳士の美学だけど、これはそうとうのキザというか芝居っ気ですね。ヒースロー空港で霧のため飛行機が出なくなったとき、いちばんヒステリーを起こすのが、残念ながらわが国民でね。これは恥かしいから、隅っこで座っていると「日本人かね、困るだろう」「きみは?」「いや、われわれは待ちなれている」「われわれにもゼン・メディテーションの絶好の機会でね」——こういうと乗ってきますね。神戸でも浮浪者の酒もりの前を通るときは、「ちょっと座敷の前を失礼」「一杯どや」「おおきに。急ぐのでこんど」というくらいはありますけどね。東京の町角にはあまり芝居っ気がないみたいですね。

集団の微細構造

日本の社会というのは、五人知っている人を仲立ちにしたら、だいたいつながってしまうという話がよく言われます。そういう意味では、本当の無記名の集団ではないんです。初対面の人が出会っていても、お互いに打診しているのは知人の名前ですよね。こういう名の人を知っているが、あなたの親戚ではないかな、とかね。階級とか階層がうんと違ったら違うのかもしれないけれども、だいたい同じ階層の人が出会うせいか、私はだれそれを知っているというと、ああ、それは私の知っているだれそれの何々だ、というふうに名が出てきますね。

群れというと、真っ先に思い浮かべるのは、「人間というのは、孤独でもあり得ないし、そうかといって、群れの中でも安心できない変な動物である」という言葉です。これは、バートランド・ラッセルの人間の定義なんですけれども、まったく孤独ではあり得ない。しかし、時々は孤独にもなりたい。よく言われるのはヤマアラシのロジックで、近寄ると痛いし、離れていると寂しいし、危ないというんですが、もうちょっと複雑なところがあるような気がします。

精神分析だと、快、不快あるいは、防衛、危険といいますが、そのような合理的なものを超えた、人間のあいだの相互作用をも、ぼくは感じるんです。

触れること

人間の触れ合いというのは、たいへん奥行きがあるんです。最近、体が痛くてしょうがないという患者がいて、どうしようもないから指圧を始めたんです。

そうすると、びっくりしたんですが、左肩と右肩の両肩を同じ高さで押しているのに、左のほうが高いという。どのくらい高いか手でやってごらんなさいと言うと、手を一五センチぐらいにして見せる。そんなに違うんですかと驚いてしまうんです。左と右と同じ強さですかと聞くと、患者さんは、右のほうを強く押しておられますね、と言う。そんなはずはないんですね。気持ちよさはと聞くと、左は非常に気持ちがいいけれども右は気持ち悪いとか、そんなことがわかってきたんです。たとえば頭の真ん中をさわって、これは左ですか、右ですか、真ん中ですか、と聞くと、右に寄っています、と答える。どれくらいですか、指二本ぐらいとかね。治療としての指圧だったらそれだけのことですけれども、少しヤマ気を出してやったら、人間の体はその人の病気によってものすごくゆがんでいるということが分かってきて、これはぼくにとってはたいへんなビックリなんです。

いままで、自己身体像がゆがんでいるとか、空無化しているということは、いろいろな病気についていわれていますけれども、こんなに具体的な話は、誰もやらなかったわけです。指圧なんていう、普通は医者がやらないことだからでしょうか。

それをやっている過程で自分で気がついたんですが、体にちょっと凹むぐらいに軽く触っていると、これ自身がものすごく大きなことなんだということなんです。まず触ってみて、「左右同じですか」ということを聞くためには、左右の力を同じにしなければいけない。そうすると、こちらの姿勢を正さなければいけない。

そして、そのために、まず靴を履いていてはだめです。裸足にならないといけない。裸足になって患者さんに触ります。確かに触れているなということを感じるためには、まず裸足になって、自分の体の中心線がまっすぐ地球の重心に向かっているというか、そういう感覚が必要です。

なるほど触れるということはたいへんなことなんだなということに、気づいたんです。触れるということは、群れることの一つの基本ですね。かすかな触れ合いを予感する場合から濃密な触れ合いまで——。人間的距離は視覚じゃなくて触覚ですね、もとを辿れば。「耳を澄ます」という言葉があるけれども、体が澄んでくるということがたいへん重要なんだというわけです。そうじゃないと、相手のことがわからない。体が澄んできて、かすかに触って、三、四分すると、自分の脈拍だか相手の脈拍だかわからないものを、指先に感じだすんです。そうすると、大抵の患者さんは、だんだん温かくなってくる。ただ、ある種の心身症の人というのは、不愉快だったのが少なくなってきたというところまではいくけれども、それ以上、快いとか、気持ちがいいというところまではいかない。

では、やっている私の側はどうかといいますと、まず、すごくくたびれる。五分か十分やっているだけで、ものすごくくたびれます。まずどこがくたびれるかというと、足の裏がくたびれます。それと指先です。その話をしたら、若い人が、お相撲の押しというのは、足の裏で加減して、足の裏をセンサーとしてやっているんだから、足の裏のセンサーというのは非常に重要なんだと言いました。

なるほど、足の裏のセンサーが正しくて、はじめて肌によく触れることができるということなんですね。だから、数人やりますと、足の裏が敏感になりすぎて、夜寝ていても、足の裏がジンジンして苦しいんです。とくに病気のひどい人を見ると、相手のゆがみがこっちに伝わってくるのか、体の調子が数日おかしい。ことに、指先と足の裏がおかしい。非常に足の裏が敏感になってしまうんです。

もう一つは、指先に拍動を感じるといいましたが、気を入れてじーっとやっていますと、こっちの脈と向こうの脈が合ってしまうんですね。いちいち測っていませんけれども、ある時、診察する前に患者の脈が百二十ぐらいで非常に速いということに気がついたんですが、その人にさわっていたら、いつのまにか自分の脈拍が百二十になっているんです。それはどうやって感じたかというと、普通だったら脈が速くなってくると感じるのに、そうではなくて、時計がやたらにゆっくり動くというふうに感じた。

それには私も非常に驚きました。つまり、あだやおろそかに人にさわったら、そこまで合ってしまうんです。おそらく体温なんかも合ってくるのではないかと思ったんです。肌と肌とが触れていたら、当然、温度が一緒になってくる。これは熱交換器ですからね。海女《あま》が溺死者を回復させるのに、焚き火をたくのではなく、自分が裸になって抱いてあげて、自分を熱交換器にして温めるという話を思い出すんですが、何でこんなことが起こるのだろうと思ったら、二つのことが連想されてくるんです。

一つは、赤ちゃんがおなかの中にいるときは、母親の脈が速くなると赤ん坊の脈も速くなります。これは、ここ十年ぐらいよく知られてきたことです。だから、母親が不安になったら、胎児も不安になるということです。このように、人間というのは、接触している場合には脈が同期化する傾向があるということです。

もう一つは、人間の肌と肌とが触れ合うというのも、親しくなるということですが、そういうことも、単なるスキンシップの問題ではなくて全身の問題かもしれない。たとえば、恋人どうしが手をつないだり、友人が手を握るという場合、非常に適切にしっくり触れたときは、脈拍も合っているのかもしれない。お互いの体のいろいろな係数が合っているのかもしれないわけです。

エロスの世界にいるときに、体温とか脈拍が違ったら、非常に気持ちが悪いだろうと思うんです。そんなこと考えてみたこともないけれども、考えてみると、非常におかしな状態だと思いますね。気が合わないとかいうことで、男女が別れてしまうというのに、そういうところが合わないこともあるのではないかと思うんです。

私が、患者さんにさわって、患者さんが気持ちがいいと言い、こちらが患者さんの脈拍まで合ってしまうような状態にするためには、こっちも適切な状態にならなければいけない。体が澄んできて、さわっている位置が適切で、それが足の裏で微妙に調節されている状態にならなければいけない。いわば、患者さんと連動していなければいけない。その難易は相手次第によって違うのかもしれません。そういう次元で、近づける人と近づけない人とがあるのかもしれないと思ったわけです。

ぼくは、ある患者さんにものすごく教えられたんですが、その患者さんは、それまでニキビなんかが出ていて、非常に汚かったし、妄想や幻覚からなかなか抜け出られなかったんだけれども、ある時、非常にスカッとした顔をして現われたんです。

その人を数年見ているものだから、いったい何事が起こったんだろうと思って聞いてみたら、だれもはっきり言えない。とにかくやったことを全部言ってくださいとお母さんに聞いたら、この一カ月のうちに、足の裏のウオノメを取って歯を治しましたというんです。ぼくは、あ、これかもしれない、と思ったんです。

というのは、足の裏にウオノメがあるということは、姿勢が正しくない証拠だろうと思うんですが、そういうものがあった場合、左にあったら右の脳に行く刺激と左の脳に行く右足の刺激とが違うわけで、これは悪循環です。どこかで埋め合わせをしなければいけない。そして、歯が悪くて、右だけで噛んでいたら、左の脳には刺激が行くんだけれども、右の脳にはあまり行かなくて、これもアンバランスになる。これを埋め合わせるために、脳は仕事をしなければいけない。

とくに、アゴの筋肉と足の裏というのは、意識を保つ非常に大きな部分です。人間の意識というのは、この二つが非常に重要です。足の裏が重要だというのは、横になったらすぐ寝てしまうとか、足をケガしたら老人がすぐボケてしまうということでもわかると思います。アゴのほうは、アクビをしてアゴの筋肉を最大限に伸縮させるとハッと眼がさめることでわかりますね。その両方を治した結果、精神的な余裕ができた。精神的な余力、脳に余力ができたと思うんです。で、幻聴とか妄想とか統制を外れて動いているものが消えた。

そして、それが自律神経系にも何かいい作用をもたらしたらしくて、ニキビがさっと治ってしまった。これは、ある部分の皮膚というのは非常に重要な役割をしているということなんでしょうね。

昔からいわれるお灸のツボとか指圧のツボというのは何だろうと思うと、身体のイメージを正しく保つというか、どんな予期しない変化に対しても咄嗟に対処できるように保っておくために重要な、戦略的な地点かもしれないという気がするんです。

綱渡りなんかを見ていると、足の裏の感覚と体の平衡感覚、重量感という広い意味での身体イメージだけであれだけのことができるわけですから、人間というのはすごいものです。人間だけではなくて、サルだって何だって生物はそうですけれども、恐ろしいほどのバランスのとり方ができる。といっても、バランスをとるための要所というのはあるはずなんで、それがツボとかそういうものではないだろうかと思ったわけなんです。

肌に触れるということはたいへん大事なんで、普通のマッサージというのはもっと強く押さえるんですが、強く押さえたほうが実は楽なんです。かすかに触れていると、指の先のセンサーがものすごく鋭敏になる。微細な変化でもとらえるわけです。ただ、これでは身体がもたないんです。職業とするわけにはいかなくて、もっと強く押さえてもっとラフな入り方をせざるを得ないのではないかと思います。弱い人だと気が吸い取られるし、強い人からは「邪気」をもらってしまう、どちらにせよ、身体によくないと中国の医者はいうのですが、とにかく、微妙に触れるということが、たいへんさと大きな力をもっているということですね。だから、たとえば人間が手をつなぐとかいうことも、単にそこの局所の問題ではないんだということです。エロス的なものが創造的であったり破壊的であったりするのにも、少しはこういうことも関係しているかな。触れることは冒険なのですね。

不安のにおい

それから人間というのは、においということをあまり重要視していません。においというのは、たいへん低級な感覚だといわれているけれども、どうもそうではないのではないかと、ぼくは思っているんです。

町には町のにおいがあります。それから、それぞれの家にはそれぞれのにおいがあります。普通は気づかないですが、よそを訪問すると、それぞれの家の独特のにおいがあるでしょう。神戸から来ますと、東京も名古屋も、それぞれの町のにおいが違います。そういう町のにおいがどう働くのかわかりませんが、においというのは意外な力をもっていますからね。においは触れることの予感でもあり、余韻でもあり、人間関係において距離を定める力があると思います。においのもたらすものはジェンダー（性差）を超えたエロスですが、そういうものの比重は、予想よりもはるかに大きかろう。

だから、逆に人同士を離すにおいもあるんです。いまは、精神病院も清潔になったし、みんな風呂に入りますから、あまりにおいませんけれども、昔の精神病院というのは、独特のにおいがありました。とにかくあのにおいは何のにおいだろうと思ったけど、長らくわかりませんでした。ただ不潔にしているというのではないんです。浮浪者なんかのにおいと全然違いますから。

ある患者さんと面接したんですが、その人を不安にさせるようなことを言ってしまったら、途端に、たぶん口の中から出てきたんだと思うんですが、そのにおいがしたんです。口の中というのは、内臓全部のにおいですから。体の中からすぐ何か出たんです。とにかく例のにおいがしたんです。パーッとにおってきた。

ぼくは、これは不安のにおいだなと思いました。不安のにおいというのは、リルケの『マルテの手記』のなかに出てくるんですけれども、こちらを遠ざけさせるにおいなんです。つまり、その場から去らせたくなるにおいなんですね。不安になった人間が放つにおいというのは、ひょっとしたら他の個体を去らせるような作用をしているのかもしれない。だから、不安になった人が孤独になっていくということは、大いに考えられるわけです。

何でこんなものがあるんだろうと思って考えてみたら、昔むかしのことですが、人間の群れにオオカミかライオンが来て、それに最初に気がついた人間が、突如不安になって、それがあるにおいをパーッと出すと、周りの人間はその人間から離れたくなる。不安は伝染するといいますけれども、次々にそうなって、お互いの距離が離れますと、一人や二人の人間は食われるかもしれないけれども、全体としては食われる率が減る。

こういうのは警戒フェロモンという名前がついていますけれども、ひょっとしたら、不安になったときに人間が出すにおいというのは、お互いに「遠ざかれ」という警戒フェロモンであるかもしれない。

そんなことを感じたのですが、ただ、いまでは、オオカミが襲ってくるということはあまりありませんので、有効性のほうがなくなって、慢性的に不安になっている人がだんだん孤立していくだけの働きしかしないのかもしれない。

こういうものは、意識させたら役に立たなくなるものだから、意識に上らないようなかたちで、人間の行動を規定しているのかもしれません。この種のものが人間の行動を規定している力というのは、非常に大きいのではないかというふうに、私はだんだん思うようになりましたね。

動態的身体イメージ

ところで、大事なのは、治療的に指圧した場合に、そのあと四十分ぐらいベッドで休んでもらうことですね。影響が体の隅々まで及ぶのは、戦略的な地点にある働きかけをしたあと、四十分ぐらい休んでもらうからです。すぐお金を払って街に出たのでは、意味がなくなると思います。

そういうことをやって、その人の本質的な問題がなくなったりするわけではないんですが、少なくとも、患者さんで、何を調べてもどこも悪くないんだけれども、体じゅうが痛いといって転げ回っている人でも、そういうことがうまくいけば、しばらくは痛みが引いて、泣き叫んでいる人がすっと静かになったりします。一時、幻聴が消えたりします。一時ですけれどもね。

逆に、自殺しようという目的だったのか、本人は眠れないからついついたくさん飲んでしまったと言っていたけれども、精神科の薬を普通の何倍か飲んだ人ですが、その人のからだのイメージのゆがみが一時スカッとなくなった時がありましたね。からだのゆがみというのは、その人の生き方とか、ものの考え方とかが、身体イメージに影響を与えていることかもしれません。

イメージというと、頭に浮かぶ視覚的なものという感じですが、そうではなくて、もっと立体感覚といいますか、もう一つの身体みたいなものですね。それをみんな抱え込んでいるんでしょうね。それも絶えず動くかたちで……。

動態的に維持されているというんでしょうか。ぼくはそれを動態保存という言葉から出してきたんだけれども、動態保存というのは、ＳＬ（蒸気機関車）を保存するとき、いつでも動けるように保存するのが動態保存だそうで、公園に飾っておいて、すぐには動けないのは、静態保存というんだそうです。いつでもどういう対応もできるように、体のイメージができている状態。それは、身体そのものではなくて、もう一つの頭の中にある体みたいなものでしょうが、そういうものの重要さというのは、いろんなところに顔を出していると思うんです。

このように動態的に維持されている身体同士がお互いにうまく馴染み合った群れをつくるということになりますかね。カーニヴァルの群れと捕虜の群れと難民の群れとの直観的な違いですね……。

ただ、こういうことは、論文に書きにくいんです。前提からいろいろ話してかからなければいけない。論文なんていうのは、だいたい二十枚ぐらいで書き上げるものだし、あるスタイルが決まっているけれども、そういうのにはあてはまらないんですよね。だから、ぼくはまだ書いていないんです。

話がどうしても微視的になっちゃったなあ……。

（『ｉｓ』別冊『群れの場景』一九九二年）

＊『ｉｓ』という雑誌はポーラ文化研究所が発行している（二〇〇二年以降休刊）。編集者によるインタヴューを編集者側がまとめたものである。全くのだべり、さまよえるひと

りごとのように見えて恥かしいが、実際は頻繁に編集者の問いかけや合の手やつぶやきがあって、このようなものになった。刊行後これを面白がる人がけっこういたのは意外であった。

危機と事故の管理

事故とは——。要するに予期しないマイナスのことが起こるのを事故といいます。危機とは、事故の起こりそうな状態が続いている、それが何かの兆候でわかる、あるいは事故が続けて起こるということです。よくおもてにあらわれた一つの事故の陰に百千もの隠れた事故があるといわれます。これは考えてみれば当たり前の話であって、事故には予期しないという条件が入っています。つまり起こる確率が少ないということです。起こる確率が少ないということは、そういう事態を妨げるバリアがたくさんあるということです。

航空機事故が起こるとよくマスコミに顔を出される柳田邦男さんは、事故の発生を迷路にたとえて考えています。危ない事態の実現を妨げるシステムは迷路のような構造を成しているというのです。つまり普通は向こう側へ通り抜けられなくて、どこかで行き詰まってしまう。ところが向こう側へすっと通り抜けてしまう確率もゼロではない。そうすると事故をほんとうにゼロにすることは可能ではなく、いくらかの確率はあるということになります。しかししょっちゅう起こっているのであれば、これは事故とはいわない。その場合、システム自体が非常に危ないということになります。

潜在的な事故が沢山あって、それがある兆候として現われるのであれば、それを捉えればよいわけですけれども、実は危機が起こりそうな時には、その兆候を認める余裕のないことが多いのです。これは事故が起こりだすとしょっちゅう起こる理由の一つだろうと思われます。

昭和四十二年の春に起こった連続の飛行機事故を考えてみましょう。ここに非常に重要な問題があります。これは三つの飛行機の墜落事故だったのですが、まずカナダの飛行機会社の飛行機が墜落したわけですが、その残骸の横を飛び立っていくイギリスの飛行機の写真もありました。ところが、この飛行機もそのまま墜落してしまうのです。この連続航空機事故で我々を驚かせたのは、相互に関連性がないということです。

ある飛行機が墜落するとします。それがある脆弱性によって墜落したならば、次の事故も同じ脆弱性によって墜落するだろうか。そうであるならば我々も考えやすいわけですが、実はそういう関連性のないのが普通なんですね。それはどういうふうに考えればいいでしょうか。

我々が精神病院、あるいは外来でもいいですけれども、そこで経験する事故というのは固まって起こる傾向があるということと、それぞれに必ずしも関連性がないという二つのことが、不思議な点です。これを前提として少し考えてみたいと思います。事故についての体系的な、というか、システマティックな研究というのは、物言えば唇寒しというところがありますから、普通あまり書かれていないので、こういう場で話すのは皆さんも興味があるのではないかと思います。

事故が続けて起こるのはどういうことかについては、飛行機の場合はずいぶん研究されてるようで、私はその全部を知ってるわけではありませんが、まずこういうことがあるそうです。一つの事故が起こると、その組織全体が異常な緊張状態に置かれます。異常な緊張状態に置かれるということはその成員が絶対にミスをしまいと、覚醒度を上げていくわけです。覚醒度が通常以上に上がると、よく注意している状態を通り過ぎてしまって、あることには非常に注意を向けているけれども、隣にはポカッと大きな穴が開くというふうになりがちです。注意には大きく分けて二つの種類があって、集中型（concentrated）の注意と、全方向型（scanning）の注意があるわけですけれども、注意を高めろと周りから圧力がかかりますと、あるいは本人がそうしようと思いますと、集中型の注意でもって三六〇度すべてを走査しようとしますが、そういうことは不可能でありますし、集中型の注意というのは、焦点が当たっているところ以外は手抜きのあるものですから、注意のむらが起こるということです。注意の性質からこういうことがいえます。最初の事故の後、一般的な不安というものを背景にして覚醒度が上がります。また不安はものの考え方を硬直的にします。ですから各人が自分の守備範囲だけは守ろうとして、柔軟な、お互いに重なりあうような注意をしなくなります。各人が事実上孤立してゆくわけです。

また、最初の事故の原因とされるものが、事故の直後にできあがります。一種の「世論」としてです。人間というのは原因がはっきりしないものについては非常に不安になります。だから明確な原因がいわば神話のように作られる。例えば今ここで、大きな爆発音がしますと、みんなたぶん総立ちになってどこだということと、何が起こったんだということを必死に言い合うと思います。そして誰か外から落ち着いた声で、「いや、今、ひとつドラム缶が爆発したんだけれど、誰も死にませんでした」というと、この場の緊張はすっとほぐれて私はまた話を続けていくと思います。たとえその原因なるものが見当違いであっても暫くは通用するんですね。そして、原因だとされたものだけに注意が集中して、他のものへは注意が行かなくなります。

以上のように、それぞれ絡み合って全体として次の事故を起こりにくくするような働きが全然なくなる結果、次の事故に対して無防備になるのでしょう。

私は、中間管理職として、連続して患者さんの自殺が数回、一つの病棟で起こったことを経験しています。このことは論文に書くようなことではありませんけれども、私にとっては非常に教訓的でした。そこには非常に多くの要因があったと思います。もう二十年以上前のことですから話してもいいでしょう。

まず自然的な原因も決して馬鹿にはなりません。その年はなぜか今年の冬はどうも自殺が多そうであるという予報のようなものが大学から大学へ情報として流れていました。ベテランのドクターにとってはおそらくそういうことがいえるような何か、気候であるとかその他のサブリミナルな感覚がある予感としてあったのでしょう。ただしこういう予言をすることは、それだけでは事故を防ぐのに十分ではありません。かなり余裕のある人間だけが、よし今年は気をつけようというふうであったんですね。

私は生気象学会に一年だけ入っていましたが、その一年間に一つだけなるほどと思った論文がありました。それは、一年間の自殺者の季節変動でありまして、これは一時ちょっとさわがれた生まれ月と統合失調症の関係よりもかなりはっきりしていました。六月と四月にピークがあって、いちばん少ない十月の一・五倍ぐらいなのです。そして六月のピークというのは明治時代に統計をとり始めてから王座を譲っていません。つまり変わらないのです。おそらくこれは日本列島の自然的原因によるものではないかと思われます。これに対して四月のピークというのは最初はそれほどでもなかったんですけれども、だんだん増え始めて、そして戦後に六月と並ぶピークになってきたそうです。おそらくこれは社会変動によるものではなかろうかと、その著者は推論しております。実際明治の中頃までは学校の新学期も九月であったわけですから。四月にすべてが切り替わってから、そして受験戦争などがだんだん激しくなってきて、自殺数もどんどん増えていったというのは、わからないでもありません。さらにはどうも私の外来を二十何年かやっている経験では、だいたい春は患者さんの話題が多くて、一人一人の時間もかかり、秋は話題が少ないという感じがあります。それから事故は梅雨に集中している。これは社会的と自然的と両方の原因があるだろうと思います。いつごろからこの増加が始まるかと思って、興味を持って数年見てますと、意外なことにお正月の前ぐらいから始まるのですけれども、これは正月が一つの社会的な節目だからなのか、あるいはだんだん一日の昼間の時間が長くなることと関係があるのかわかりませんけれども、気温などにはそれほど関係しないように思います。そういう自然的な原因が一つあったということですね。

もうひとつは、航空機事故とも共通していて、全体に事故というのはこういうときに起こりやすいんでしょうけれども、要するにシステムの切り替え時ですね。その後、別の精神病院で私の友人たちが経験したことは、精神病院の改革（精神病院のシステムをいいほうに切り替えるということですね）を行なっている時は治療のトーンは落とさなければいけないということです。つまり精神病院の改革をすること、一般にシステムをいいほうに変えるということは望ましいんだけれども、しかしその最中は事故率が高い。考えてみれば当たり前のことなんですけれども。新しいシステムには欠陥もあり、スタッフも習熟していないということですね。一九七〇年代に私たちは遅れている精神病院のシステムをいい方向に変えれば当然患者は良くなるだろうと、また今までにできなかった治療ができるだろうというふうに考えたわけです。それは、一〇〇パーセントの間違いではないけれども少なくともタイミングをずらすべきであったと私は思います。たとえば有名な精神科の闘争というか紛争がありましたけれども、その最中精神医学の勉強というものを時間を食われてできなかったこと、治療と改革という、ともに二十四時間気が抜けないことを同時にすることはできないのは事実であって、同時に二ついいことはなかったわけです。患者さんは精神病院の条件が良くなること、差別が少なくなることを熱烈に望んでいるけれども、同時に自分一人だけでもいいから治りたいというふうに思っていることも事実です。精神病院の改革と精神科の医療を同時に変えようとした場合に、この二つを二つながら十分見据えていなかったために、紛争期間中に自殺者が必ずしも減らなかったということが残念ながらあったのではないかと思います。

私の先ほどの事例に戻りますけれども、私はその年の春に赴任していて、私が来るということは多少期待されたことでありました。赴任してきて私は多くの人から現状ではいけないということを聞かされました。そして移ってきた私に免じて多くのことが変えられたということも事実です。ただ、私は当時四十代の初めでありましたけれども多くの点で未熟であって、見通しがきかなかったと思います。それに転勤はやはり非常に大きな変化で、当然、個人的にも負担があるし、家族にも気を配らねばならず、新しい人たちの顔と名を覚えることから始めて、そこの雰囲気、人のつながり、システムを身につけなければならなかったのは当然でしょう。

真相は誰も語らないけれども、とにかく、ナースとドクターとの間の疎通性がよくないということを多くの人が私に言いに来ました。私がやったことはまず看護婦さんとドクターを仲良しにすることでありました。単純によいと思われることから始めようというわけです。一緒にドライブに出掛けたりレクリエーションをやったりしてある程度雰囲気ができてきたんですけれども、そういう関係が良くなりますとどういうことが起こったかというと多くのドクターが病棟に近づいてきて（これ自体は歓迎すべきことなんですが、歓迎すべきことも重なると、大変になり得るということですね）自分の患者をこの病院にいれようとする傾向が大きくなったわけです。看護婦さんもそれをOKする雰囲気になってきたわけですね。そこでその結果どういうことになったかというと、五十床ぐらいの病院なんですが、その病棟で患者を診ているドクターが二十数人という状態になった。

ある数以上のドクターが病棟に入りますと、こういうことが起こります。ナースにとってはドクターが誰の主治医であるかという単純なこともわからなくなってくる。ナースは「ドクターの治療の方針がわからなくなる」という表現をとりましたけれども、無論そうでもありますが、個性もつかめないし、治療関係もつかめなくなる。患者の症状把握すらあやしくなる。しかもその時の病棟医長は地位が低かった。一種の連絡役のような役割でありました。つまり病棟医長の権限がはっきりしていなかったということです。それから私は病棟の顧問つまり、病棟医長の顧問ということでしたけれども、私の発言権あるいは裁量権がどの程度であるものか私自身もはっきりしていなかったし、おそらく周りの人にもはっきりしていなかったと思います。「何かあったら相談して下さい」ということでは、まず相談されないものですね、肝腎の時には。

そういう状況でありながら、全員の気分はむしろ高揚して前向きでありまして、何かが起こりつつある、どちらかというといいことが起こりつつある、我々は前進しつつある、そういう雑駁《ざっぱく》だけれども活気がある状態でした。その状況を、それ以前の相対的に退嬰《たいえい》的で、あまり急性でない患者さんがひっそりと入っているという状況と比較してみますと、病棟の社会的な役割からするとむろん今の方が望ましいわけで、退嬰的なところへ戻るべきであるとは誰も考えなかったんですが、教訓は、ものごとはある程度の順序をたてて行なうべきであったろうということであります。つまり、私自身が移行期であったし、医局も移行期であったし、病棟の患者も移行期であり、ナースも移行期にさらされていた。何事も無条件に善ではありません。とくに皆が今を肯定的に思っている時に盲点が発生する。多くの革命や改革にもそういうことがあったのではないか——いやこれは余談ですが。

はたして、その年、非常に多くの事故が起こった。一つ一つの事故は性格を異にしていました。あるケースの場合には非常に自己破壊の強い強迫症の患者さんでした。しかも強迫症の患者さん同士というのはお互いに傷つけあって、弱いほうがついには死んでしまうというようなことをサリヴァンが書いていますけれど、まさにそういう例に当てはまるケースでした。

ケースをいちいち述べることは意味がないと思いますが、それでも早春の二月くらいまでは私はまだまだ少し甘く見ていたのかもしれません。ただ「あっこれはいかん」というのは、少し遅すぎてもいいから感じたほうがいいのです。平然をよそおったり、意地になったりしないほうがよい。新しい事故を聞いた時に、これはいかんと思ってすぐに出張先から帰ったわけです。帰ってみたら全体の雰囲気はさっきも言った不安と緊張と注意の段階を通り過ぎて職員の士気が萎縮していました。

demoralization――士気の萎縮――というのは経験した人間でないとわからないような急変です。これを何にたとえたらいいでしょうか？　そうですね、子どもが石合戦をしているとします。負けてるほうも及ばずながらしきりに石を放っているんですが、ある程度以上負けますと急に頭を抱えて座り込んで相手のなすがままに身を委ねてしまう。これが士気の崩壊だろうとおもいます。つまり気持ちが萎縮して次に何が起こるかわからないという不吉な予感のもとで、身動きできなくなってくるということですね。

こういう事態というのは私も一度しか経験していませんけれども、これはいけないと思ったわけです。実は私もどうしようかと思いました。私はまだそこのドクターたちをそんなによく知ってないわけですね。半年以上は居たわけですけど、結局まず自分がしっかりしないといけないと思ったわけです。自分がしっかりするということは要するに私に任せていただきたいということです。つまり権限がないと責任がないわけで、私は、思い切って「僕にフリーハンドを渡してください」ということを皆さんにお願いした。私が次にやったことは病院長に会いにいって「病棟をいったん空《から》にしてもいいですか」といった。それについてのフリーハンドをもらいにいったのです。病院長は採算ということがあるにしても地域の評判も非常に重要なことです。(他の科からもよく飛び降りがありまして、それはまた別の問題だったかもしれませんが)万一自殺の名所なんかになったら大変であるということがあって、病院長の方も「わかりました」とOKしてくれたわけです。私は腹の中ではほんとうは空にしなくてもすむだろうと思っていましたが、自分のためにも職員のためにも、この了承がほしかったのです。次には病棟医長というものをとにかく強いものにするために、病棟医長を一人指名しました。この男だったらやってくれるだろうし、まわりからも反対がでないだろうという衆望を荷いうる人が一人いたわけで、彼が引き受けてくれました。こういう人が一人、二人はいるものですね。また彼に病棟医長になってもらう条件としてスタッフの指名権というものを彼に与えるようにみんなの了承を得たわけです。こういうことはいちいちみんなの了承を得ています。スタッフは合計五人にして、あとのドクターはしばらく病棟に入れないことにしたわけです。医長以外の四人の人は病棟に入るという特権の代わりに他の仕事は一切免除されないという条件をだして募ったんです。他のことは免除されるというふうにした方がいいかもしれないけれども、そうすると必ずあいつは楽をしているとか、贔屓《ひいき》にされているという考えが出てくるだろうと思ったんで、私は敢えて不利なハンディーを付けたわけです。それに「それでもやる」という人のほうが頼りになる、臨床志向の人と思ってまずいいでしょう。

その時ナースにはいったんゼロにするということを言ったわけですね。婦長は私に、三十名ぐらいに減らしてくれませんかと言ってきたんですけれども、彼女の面子《めんつ》もあったのでしょうけれども、私は「いや、とにかく病院長がゼロにしてもいいと言っている」といった。重症の患者さんは関連病院の方にしばらくいてもらうというふうにしたわけです。実際はゼロにならずに四割減ぐらいでした。私はお題目のように「ゼロまでいい」といったけれど、そんな数は問題にしていなくて、職員の士気だけに注目していました。

結局他にも建てなおし方はあったかもしれませんけれど、このやり方で一応事故は止みましたし、ナースの士気はみるみる建て直りましたし、ドクターの方もとにかくこの五人が中心になって臨床が育ってゆくようになりました。この人たちは今も立派な臨床家たちです。彼らはこの危機を通して成長したわけです。これがやれた一つの好条件は、研究とか博士論文取得とかが非難されている時期だったことです。症例の勉強はよくやったと思いますが。ただ、当時は境界例に関心の中心があって、事故を起こした患者も境界例か境界例性を持った人たちでした。ああいうところへ境界例をほいほいと入れればどうなるか。

事故だけでなく病棟の雰囲気がどうなるか、医師がどれだけへとへとになるか。そんなことも身に沁みて分かっていなかった。そこで勉強会を開いてバリントの『ベーシック・フォールト』(邦訳・中井訳『治療論からみた退行』金剛出版)を泊り込みで徹夜で抄読して一冊を一夜であげてしまったこともありました。あれは境界例治療者を解毒する本です。

今から振り返ってみて、では病院の制度改革を一年遅らせるべきであったかということを考えてみますと、やはりそれはできなかった。新人が入ってきていますから、その人たちにいい臨床をやってもらいたい。彼らもそれを強く望んでいる。あるいは病棟医長の力や、権限をもっときちんと決めるとか、あるいは病棟の主治医となる条件をきちんと決めておくということを先にやれば、もう少し良かったかもしれないというふうに思います。しかし、そのためには、少々強圧的にせざるを得なかったでしょうね。上からの改革ではやっぱり事故は防げなかったでしょうね。参加感が薄いと、もぐりで何かするとかこれは例外ですからとかで改革の改革性は薄まりますね。苦労を共にしたということで今までつづく当時の人たちとのお付き合いもあるわけです。

この話はこれくらいにしますが、婦長の眼の色から脅えがなかなか取れなかったですね。婦長という立場は非常に孤独なんでわれわれはそれを十分理解する必要があります。医者の中間管理職よりずっとです。私も一世一代の蛮勇、のるかそるかというところでした。私の頭の中にあったのは「山でこれはいかんと思ったら、うんと麓まで退却しろ。皆が疲労の色が濃い時に八合目や九合目から再登頂を企てたら必ず遭難する」という山岳部の教えでした。私は名簿に辛うじて載っているだけの部員ですけれど。

お話かわりまして、私の先生に安永浩先生がおられます。この先生は自動車の免許を東大の定年六十歳になってから取られました。先生のことですから、ただ取っただけじゃなくて、一石二鳥、三鳥、途中でのいろいろな失敗やらを諺《ことわざ》にしていろいろ患者に教えておられます。安永先生が一番好んでおられる諺は、「一度はっとは二度はっと」であります。運転したての時ですが、何かのことで「はっ」とすると、一度はっとしたらもう次にはっとする事態が控えている。失敗したら、次に二度目の失敗をやる覚悟をするのがよろしい。つまり失敗した直後、つまり事故が起こった直後というのは非常に事故の起こりやすいときであると、患者さんによく言っておられるそうです。よく考えてみれば当たり前の話でありまして、ボクサーを見ておりますと、パンチを食らった直後というのは、一番パンチを食らいやすいときであります。つまりパンチを受けて、体勢を立て直すまでは、いわば隙だらけということになりましょうか。木村敏先生は、大抵の患者っていうのは（この場合は統合失調症ですけれども）、シングルパンチで倒れる患者もいるだろうけれども、大抵はダブルパンチで発病するのであるということを、研修医などによく言っておられました。患者さんの発病というのは事故中の事故ともいえるんですけど、発病を事故的な観点からみましたら、何が原因であるかということを、さっき言ったように、神話を作るみたいに、家族も本人も時には医者もひねり出すものです。統合失調症の発病っていうのはうつ病の発病みたいにそうそう何個かにまとめられるものではありませんけれども、事件の種類が何であろうと比較的近接して起こっているということが多いかもしれません。例えば学校への進学と親の不仲という、それぞれならば耐えられることでも近接して起こるということが、危機を作るということですね。

航空機事故について読んだことで非常に感銘を受けたのは、因果論を一時棚上げしろということです。つまり事故が起こったとしたらその直後に起こったことをとにかく因果論なしで、ブレインストーミングみたいに数え上げろということです。普通起こらないようなことなら小さなことでもとにかく数え上げていったら、そういう例外的なことの集まり方の密度がだんだん高くなっている。ついでにいうとサリヴァンは何かがあったらその前に何があったかをきくものだと言っていますね、何をこわして、どこの道を突っ走ってといったことでなくて。犯人探し型の事故調査というのはとにかく他の人たちが責任を免れるように、運転手であるとか、操縦士であるとか、とにかく悪い人を作ってしまうのです。こうすれば、全部問題はなくなり消去されるわけですけれど、システム全体はこれではちっとも良くならないわけです。犯人探し、責任者探しをいったん棚に上げて全体を眺めてみることが経験を生かすということにつながると、私は思います。これが事故が起こる確率を少なくするように状況を変えてゆく力になります。あるところでひょいと雲の上に出るように事故の確率が少なくなり、病棟なら病棟の雰囲気が変ります。

　私は東京である精神病院に常勤で八年勤めていましたけれども、私がそこで勤務していたときに主治医になった患者さんには、事故は一人も起こっていません。他のドクターはどうかっていうと、他のドクターも少なかった。病院の基本的条件という裾野というか大きさというのは重要だろうと思います。だいたい三年以上自殺者がなかったときがありましたけれども、ここまできますとものごとには限度があって、ナースもドクターも患者の自殺を経験していない人が増えてきて、理論的にはわかっているけれどもぴんと来る人が少なくなってくるという状況で、四年近くたってからポツンと自殺が発生しています。これは航空機事故でもあるのだそうで、だいたい大事故が起こった時に現役のパイロットであった人が引退するころに事故が起こりやすいんだそうです。患者に関する事故でも、その現場に居合わせた者や、直接話を聞く機会があった者は非常な現場感をもって聞くものです。これは事故というものが我々を戦慄させるからだと思います。精神病院の精神科医は、まず、患者に生きつづけていってもらうことが仕事です（その次には生活の質を高める――生の積分値を大きくする――ことですか）。精神科医には自殺はこたえます。他の患者が自分を待っているからようやく耐えられるという機微がありますね。結核医の話ですが、ハンス・カロッサに『ドクトル・ビュルゲルの運命』というのがあって、患者が死ぬと自殺するのですが、患者が一人だけだとああいうことにもなるのではないか。航空機事故の場合はパイロット自身も命を失うことがたいていですから、身に染みて感じるだろうと思います。

神戸にきて、思ったのはまず、そうですねえ、医者があまり偉くないっていうことですね。これでも結構偉そうなのかもしれませんが、比較的偉そうにしてないと思います（この病院でも他の科では働いたことがありませんからわかりませんけれども）。精神科では医者が〝偉い〟ところほど患者が追い詰められた感じを持ちがちですね。だから医療訴訟がものすごく意地になって激しいところっていうのは、医者の社会的地位が偉いか、威張っているか、システムとして医者が非常に高い位置にいるところですね。

それから無断離院を非常に厳しく取り締まるところっていうのは離院の数は減りますけれども、離院したら事故につながることが多いですね。二ついいことはないというのかなあ。ここの病棟である清明寮では（語弊があるかもしれないけれども）離院が非常に軽く扱われているために、離院が自殺につながらないということもいえると思います。離院すると非常に叱責されるということはどうしても帰院の時の敷居が高くなりますね。

また、僕が東京で勤めていた精神病院というのは川の傍にありまして、少し熟練した看護者というのは患者さんが無断離院したらだいたい川上のほうを探して車で走ります。堤防の上をですね。どういうことかというと、川下っていうのは、工場があり鉄橋があり町があって、要するに人間臭いところです。駅もあります。そういう、人間の住んでるほうに逃げる患者さんは、死のうとする決意でないことのほうが多いということですね。川上というのはやはり山のほうに向かっていますし、人から離れるという方角です。これはつまり自殺の誘惑が既に足をその方角に向かせたともいえますし、川上に向かうことには自殺を誘うような心理があるんじゃないでしょうか。私が患者さんの亡くなった道筋をしばらく後で歩いてみたことがあります。まずはひょいと降りたくなるひなびたいい感じの駅でした。歩いて行きますとだんだん人里離れてきて、せせらぎが聞こえてきます。三〇メートル位の幅の川ですね。その川を越したら今度は煙突が見えたり高圧線が見えたり工場みたいなのが見えたりと、要するにまた人間臭くなるわけです。彼女はこの橋から飛び込んだわけですが、川の水の深さというのは二〇から三〇センチもありませんから、死因はおそらく当時の表現でいえば胸腺リンパ体質、つまりショック死であろうということです。外傷もありませんでしたし、場合によったら彼女は生きていたかもしれなかった。そんなことを言ってもしかたありませんが——。

もうひとつ自殺のことでいいますと、これは僕が精神科医になる前ですけれども、自殺しに出た友人を追跡したことがあります。東京のある研究所で所員をしてたんです。機械を壊すか何かして、すごく咎められまして、抑うつ的になったんだとおもいますが、僕はひと月以上会ってなかったんですけれども、「失踪自殺します。探さないでください」という書き置きを残していなくなってしまったんですね。彼の足跡っていうのを僕は大体再現できたんですが、かなり行きつ戻りつしてるんですね。東京から岩手県の三陸海岸ですね。今は鉄道が走っていますがその頃はまったく何もありませんでした。舗装してない道路が三陸海岸の端から端まで、宮古というところから久慈というところまで百何キロ走っているわけです。この宮古の海岸に極楽が浜なんていう白い石がちょうど白骨のように散らばってる浜がありますけれど、そこまで行って一ぺん引き返したりしてるんですね。そして電報をよこした、「戻ります」と。そういう電報が来たときの東京にいる勤め先の人たちの反応を僕は今でもよく覚えています。それまで彼らは非常に罪悪感にとらわれていたわけです。あんなことで何も文句を言うことはなかったというわけですね。少し高い機械を壊したくらいでそんなに文句を言うべきものか、帰ってきてほしいと、とにかく何とかしないといけないとも。しかし「帰ります」という電報がくると途端に雰囲気は非常にざわざわと変わりまして、何だ騒がせやがってとか、昔からあいつはああいう奴だったとか、そういうふうに一瞬で変わります。

僕はその時、これは本人の顔を見るまでは安心ならんということを言いました。聞くと所員の人は彼が来るのを上野駅で待ってると言うんですね。僕は、上野駅まで帰ってきたらまあ大丈夫であるから、電報の発信地から思い当たるところへ飛んで、みんなで行きましょうと言って、土地勘のあるところを四カ所聞きました。それは十和田湖と、渋民村と、三陸海岸と、もう一つ何処だったか四カ所なんですが、そこに行く人をそれぞれ分けて、僕は一番危ないと思った三陸海岸に行くことにしました。貯金を全額おろして、生まれて初めて飛行機に乗って、盛岡（花巻空港）まで飛行機で行き、盛岡から宮古まで鉄道で行って、そこから「こういう人ここを通らなかった？」と聞きながら、というのはその頃あまり人が通らなかったところだからですが、久慈に近いところまでタクシーで行ったんです。彼が死のうと思ったところは、三陸の海岸をずーっと北へ上がっていくとだんだん断崖絶壁が高くなるんですが、最後の一番高い断崖絶壁のところです。そこからはすとんと下って砂浜がすーっとその向こうに延びて久慈の町が見えるわけですね。ということはここで人間臭くなるわけです。人間臭い一歩手前で彼も死のうとしたわけです。

最後はまったく偶然でした。うろうろしているところを、ユースホステルの主人に呼び止められて、ご飯を食べさせてもらって、こんこんとさとされて、生きる気になったというんですね、ホステルの主人の話では。ところが夕方になって夜がきて停電が起こるんです。その頃停電はしょっちゅうあったんですが、ぱっと電気が消えましたら、彼はパニックになってわーっと叫んでいって、近くの海に飛び込んだということです。僕が到着する一時間少し前ですね。鼻血が出たらしく、点々と岩に血痕がついていました。

彼の心理にできるだけなってずーっと辿ってみたんですけど、自殺行為に旅立った人の心はかなり揺れ動くんだなと改めて思いました。つまり、たたたと真っすぐ死んでしまう人もいるでしょうけど、多くの人は、それまでに、やはり死のうという気持ちがこちらの端まで達して、いやしかしこのままではと思って生きようとすると今度は捨ててきた社会の壁が非常に高く感じられるということでしょうか。あるいは長いこれからの人生のつらさがのしかかるのでしょうか。戻るのは非常に戻りにくい。しかし世間に全部背を向けて旅していくとそれはそれでだんだん非常に寂しくなる。つまり近づいていくと自殺念慮というのは弱まるのでしょう。振り子のようなもので、こちらへ行くと速度が緩むわけです。しかし戻ると決意するとかえって強まる。そのうちに持ち時間がなくなるとかお金がなくなってくるとか、すごい偶然の重なりですがせっかくいい人に会ったのに停電が起こったということなどで結局すべてが決まってしまうわけです。事故の直接原因というのは今いった停電とか、ちょっと川があってというようなものかも知れないですね。実に柳田さんの言われた意味で「迷路」からすっと向こう側へ出られてしまう小さな出口ですね。

ついでに考えを延長して事故の確率をPとすると、$P=P_1 \cdot P_2 \cdot P_3 \cdots P_n$。$P_1$から$P_n$までのすべてが必ず一より小ですから、nの数が大きいほうがPは必ず小さくなるわけです。人生でも治療でも一つのことに賭けるほうがリスクは高いわけです。$n \to \infty$（無限大）にすると人生が一つのまとまりでなくなりますから限度がありますが。これが危険分散の定理です。

航空機事故の直接原因は、実に些細なことが多いようです。ニューヨークの街の真上でプロペラ飛行機同士が正面衝突して、子どもが一人だけ生き残るんですけど、下でもだいぶ人が死んだという事件がありますが、一方の飛行士は相手が同じ高さで飛んでると思ったわけです。実は雲からの高さが同じだったんで、雲はちょっと斜めに傾いてた。少し高度を上げたらいいと思って高度を上げたら衝突したという事件があります。

それからよくあるのは警報の計器がありますね。あの計器は異状になったら赤色のランプがつくのが常識みたいに思われますけど、これが曲者なのだそうです。つまり落ちるか落ちないかというような事故の時はたいてい全部の計器が赤色になるんです。ですから異常になったら全部赤になって、どうしていいかわからなくなって、対策が立てられないという事態があったそうです。

それでシステムをいろいろ変えて、まず重要なものだけ赤ランプがつくようにしたと。そうすると周囲の事が忘れられるんだそうです。こんどは重要なことは自動装置にして、どうでもいいことだけを手でやるようにすると、今度はそれはそれで重要なシステムが故障したときにうまく行かない。周辺的なものに我々の注意が向かったときにいかに大きなところを抜かしてしまうかというのは、たとえばフロリダで飛行場の手前に墜落したときは、小さな電灯がひとつ切れたという警報がついたんで、副操縦士が床に潜って直していると、高度が異常に下がって、沼地に突っ込んでしまったということがあります。

精神病院の事故に戻りますと、常勤で勤めてるときに一番気をつけなければいけないと思ったのは入院早々の患者、入院一週間以内の患者です。これは自殺だけではなくて、悪性症候群、有熱性緊張病というようなものにも、肺炎その他にも、ものすごく注意しなくちゃならない。入院早々ですから、本人の状況、状態を把握していないということが当然です。今でもそうかもしれませんが、あの頃は強そうな人が危なかった。筋骨隆々とした人が脱水を起こしやすかった。あの頃の点滴は今よりもやりにくかったですから、いろいろ不備な点があったんでしょうけれども、筋骨隆々とした人が脱水を起こしたり、あるいは悪性症候群を起こすということに気をつけていた。今にも倒れそうな痩せた人が入ってきたら当たり前のように点滴したりいろいろやるわけですけれども、強そうな人というのはまず二つの点で注意しないといけないと当時語り合ってたんです。ひとつは強そうな人というのは筋肉が強いのであって、心臓が特に強いとか、他のところ、たとえば免疫系が特に強いということはない。自律系が特に安定しているということもない。またこういう人はへとへとになるまでいろいろ動き回って消耗している率が高いということですね。ところがやはり我々は見てくれに騙されるので大丈夫そうに見える。それに、強そうな人がかなり暴れているのを押さえてやっと入れたら、こちらがほっとして気を抜くとか、そういうようなことでしょうか。

最初の一週間はとにかく本人ともですが、家族との関係もできていない。訴訟に発展することが多いのが一週間以内に亡くなる患者です。間違いがあったら然《しか》るべき補償は止むを得ないんですけど、誤解から問題になることも非常に多いと思います。それは家族との信頼関係というものが重要なんだけれども、それはとてもじゃないけど出来てないというのが最初の一週間である（入院の際の家族面接でできるだけつくっておくのが大事でしょうけれども）。また最初の一週間というのは当然、病気の上に精神病院の急性病棟という新しい環境への適応症候群が重なって、病像も複雑である。興奮患者の場合には相当量の薬を使いますし。

私が担当してた患者ではないんですが、入院早々、本当に入院して二、三時間で自殺してしまった患者さんがいます。十四歳か十五歳でまだ少年でありますけどひょろひょろとした細長い体型の患者さんで、私は当直じゃないのに居残ってたんだと思いますが、もう夜になっていて別のドクターが詰所につれてきて看護士が部屋に案内したらそのまますぐ首を吊ってしまったわけです。これはまいったですね。その時何かどうも怪しいので私が見にいこうと思ったならば、入り口でアルコール中毒の患者さんにつかまって少し押し問答しているうちに助からなかったんですが、手ぬぐいを一重に巻いてそして柵で自殺したわけですね。一重の手ぬぐいでも濡れていたら起こり得るということです。人工呼吸で二時間そこらぐらいはもたせましたけれども、助かりませんでした。当時はむろん救急のシステムなんか東京でもできていませんでした。やがて患者を連れて来たドクターもこの階に上ってきて、この人の場合は頻回の自殺企図があって、その理由が全然わからないということを知りました。家族のほうも、あれだけ死にたがってたんだから仕方ないでしょうと引き下がられたんです。

他にも全然何のことか分からない間に自殺された患者さんがいます。一日前からとにかく死にたいと絶叫しはじめまして、大学病院から歩いて五分ぐらいの近くに住んでおられて、大学病院に入られたんです。その夜中じゅう「死にたい」以外は何も言わなかったです。ハロペリドールを合計三〇ミリグラム使ったと思いますが全く効かなかったですね。主治医と私がそばについていたのですが、朝、看護婦さんの交替の時に、これは庭に面したところが入口なんですけど、看護婦さんを押し退けて外へ跳び出して、そのまま近くの住宅公団の集合住宅の上から飛び降りて亡くなってしまいました。ただ茫然というのみです。全然薬が効かなかったということですね。それから非常に急激な発症であって、その前におそらく何か抑うつ的な時もあったのかもしれませんけれども、アモックというのはこういうものであろうかとその頃は思ったわけです。こういう場合は僕はお葬式に行きましたけれど（名古屋はドクターがかならずお通夜とお葬式に行くことが土地の習慣でしたけれども）、家族の方はこれも何も言われなかったです。私たちの仕事を直接目でみていられたからでしょう。

東京で私が一番困った事件――。これは自殺ではありません、事故死ですけど、原因不明ですね。ある偉い人の息子さんで、ものすごい暴力をふるう患者さんで、権威のある大学病院に入院していたこともありますけれども、すぐ脱院しています。当時は公立あるいはそれに準じる病院に「脱院不能」といわれる病棟がありましたが、そこを二カ所脱院したということで、ヒーローみたいな伝説的人物になり、当然どこでも入院をやんわりとおことわりするわけです。

ところが私のところの病院の院長さんはそういうことを知らなくて、人がいい方で、引き受けてしまった。さあ収容にいかなきゃいけない。行ってみて驚いたのは家族が逃げてしまっていて、何人かの刑事が家を取り巻いて、生け垣の外に「伏せ」をしています。前の家か何かを本部にして「なんとか、どうぞ」とか無線で言いあってるわけです。「せんせい、どうぞ」と道を空ける。こっちは入っていかなければ仕方がないわけで、あの時は看護士が二人来てくれてまして、彼らがついてこなければ仕方ない、ついて来てくれるだろうと思って素手で入って行きました、なに食わぬ顔をして。あの時はいよいよとなったら腹が据わるものであると思ったんですが、他にどうしようもないではありませんか。逃げて帰るというわけにもゆきませんしね。患者さんの利き手の側に座るということが大切です。真っ正面から向かうと危なくて仕方ありません。

すこし、話が横道に外れますが、往診について少し話しましょう。三十年くらい前K市で起こった有名な事故で、往診してドアを開けたら患者さんがドアのところにナイフを持って立っていて、そのまま看護婦を刺してしまったという事件があります。ですから、あらかじめ家の見取り図か何かを描いてもらって頭に入れ、患者さんが大体どこにいるかということも聞いて知っておく必要があります。患者さんのいるところは大抵決まっています。とにかく不意打ちを食らった人間というのは非常に危険です。当然自分を守ろうとするわけですから。家の見取り図を描いてもらっておいて、それから一人で行ってはいけないんで、看護士二人と家族ぐらいですかね。場合によってはドクターをもう一人くらい連れていくということ。往診で重要なのはそういうことですね。

往診をするときというのはこちらに精神的な余裕がないといけませんから、その日は以後の用事は取り消しておくことが望ましくて、私のいた病院ではそれが認められてました。つまり五時から講演しないといけないとか、そういうものが次に控えていると腹が据わりません。いい加減に切り上げようとしてかえって具合の悪いことになったりします。それからお腹が空いてても迫力がありませんのでとにかく何か少し食べて、大小便は済ませておくことです。つまり往診というのは向こうの土俵での仕事ですから、まわりに治療的な雰囲気というものを自分の気力だけで作り出さなければいけません。お腹がすいてたり、トイレに行きたいのを我慢しているとつくれません。それから家族の人と連絡がつくなら家族の人とどこかで待ち合わせたほうがいいと思います。というのは私も二時間迷ってへとへとになって患者さんの家に辿り着いたことがありますが、家の表札をみた途端に気が抜けるという始末で、これでは余裕も気力もありません。だから道に迷わないようにするという当たり前のことも大切です。家族だってイライラするでしょうし、本人もどこかへ行ってしまう確率が高いですし。新しい住宅地なんか非常に迷いやすいですね。また、身分証明書を持っていったほうがいいと思いました。というのは、私は経験していないんですが、患者さんの方が途中で派出所にいって、今誘拐されつつあるというので、迎えにいった人のほうが取り調べられたということがありました。それから家族には必ず入院させるとは限らないということは言っておくべきですが、同時にこちらが立ち去った後患者が余計に荒れるようにならないというふうにしないといけないわけで、往診というのはそういう意味で失敗できない作業ですね。行くんだったら何か前よりもプラスの何かをもたらさねばならない。往診して収容しないで帰るという場合には、徹底的に付き合って、何時間でも言い分を聞くとか何かするということが必要でしょうね。

彼の場合には利き手の側にすっと座れたんです。座れたらまあ大丈夫なんであって、ソファで並んでぼつぼつと話をして、ナイフは後から看護士が「かして」とか言って、そのうち、「まあ行こうか」というと彼も入院の経験がありますから、おとなしく来たわりですけど。すると看護士の方が僕の腕を過大評価しまして、「まあなんちゅうことはない。あの患者さんはおとなしくなってしまった」と思ってみんなご飯を食べにいってしまったんです。すると患者さんと僕の二人だけになってから凄く怒り出しました。てんかんのもうろう状態ですね。しかも僕は扉から遠いほうにいまして、ちょっと逃げられなかったんですが、もうろう状態で逃げられなかったときはこちらの言葉のトーンだけが頼りでありります。できるだけ相手が落ち着くような声をだして、「きみ、冷静に冷静に」と非常に宥《なだ》めるような声の調子で、何十分か粘ります。てんかんの人の場合は声の調子、いわば側頭葉をかき乱さないような声の調子が全てであります。とにかく時間を稼いでたら、だれかご飯を食べて帰ってくるだろうと思ったんですけど、非常に長く感じました。さすがにこの時は。

彼は病棟で他の患者さんと殴り合いをやります。一週間ぐらい経ったら目の縁が真っ黒になっていました。まずいなと思ったわけですけれども、彼は小男なんです。弟さんが大きな男で、弟さんのほうが大きいと、お兄さんのほうは無理して「お兄さん」しないといけないときがあって、彼は無理してたと思います。一方、政府高官というものはこういうものだなと思ったのですが、息子さんが入院するとなったら、都庁からも複数の省からも退院させないでくれと、電話が掛かってきます。つまり私も逃げられないわけです。そういう中で患者さんが二週間ぐらいいましたか、絵を描くとかそんなものでは全然ありません。ただもう相手してるというだけですね。

そして夜中に電話が掛かってきたわけです。十二時十分位前ですか、「死んだ、回診したら息がない」というんで、これはまいりました。よりによって死ななくてもいいのにと思ったんですが。実はお父さんのほうが少し前に亡くなってるんです。しかも東京のある有名な精神科のクリニックにかかっていて、脳腫瘍を発見されなくて、脳腫瘍で死んでるわけです。精神科への不信感がものすごくあるわけです、最初から。家族は「またしても」という感じでありますす。結局これは仕方ないと思って「非常に申し訳ないんだけれどもこうなった原因を私もわからないからぜひ知りたい」と言って、剖見を主張したわけです。

不審死の場合には解剖を主張されるべきだと思いますね。解剖を主張したらこちらの誠意というんですか、真相を明らかにしようという気持ちがあると認められますけれども、剖見を申し出なかった場合には患者さんの家族にあの時どうして剖見してくれなかったんだ、やましいことがあるのではないかと言われたときには、非常に問題になります。これを僕は実際に裁判で証人として経験したことがありますが。

剖見してくださったのがH先生であって、M療養所でありました。ブラックアイができてますから、これで脳内出血でもあったら僕は医者を辞めるぐらいの腹を決めてたんですけど、しかし幸いにしてそれはなかったんですね。家族の方も非常にアンビバレントだったんでしょう。死体をお棺に納める前の日もお通夜の時も家族は誰もいなかったです。やっぱりいるのがたまらなかったのかもしれません。お通夜の時は病院の付属の宿舎の空いてる所でお通夜をしましたね。僕はそのお母さんとはその後一年付き合ったですね。時々思い出して、やはりあれはどうであったのかと手紙をくださるんですね。剖見の記録を見たいとか、それはもちろんH先生がその場で家族に説明されたんですけれども、こう書いてあるがその意味はどういう意味であるかとか、時々書いてこられるわけです。これはまさに喪の作業であって僕もそのたびに返事を書いていたんですけど。

また僕が少し微妙な立場で関与した事故っていうのが別にありまして、この人も兄さんよりも弟さんのほうが背が高いんですが、彼もおそらく脳波異常があって、強迫症があって、という子で、十五ぐらいから発病して二十七くらいまでですかね、亡くなるまで。十年ぐらい診て、後の方は僕は転勤してますから、直接は診てませんが、連絡があったり、お母さんに会ったりしてるわけです。この子の場合は、ちょうど弟さんが大学を出られて会社に就職してそして結婚される、その前に非常に荒れだしたわけですね。手が付けられなくなってきて、なるほどそれは無理ないのかもしれませんが、ちょっと結婚式も難しくなってきて、私はその頃は東京を離れていましたから、東京のある病院を紹介して入院していただいたわけです。それで三週間ぐらい経ったんでしたか、朝電話が掛かってきまして、痙攣《けいれん》の後意識が回復しないと。前の日の午後八時ごろ痙攣を起こしてから意識を回復しない。てんかんの重積《ちょうせき》発作みたいになって、その後痙攣は止んだけれど意識は回復しない。僕はまたしても「よりによって」という感じがしたんですが、そういえばこの方も政府高官のお孫さんにあたります。お母さんが高官のお嬢さんです。

いずれにせよ僕は、これはいろいろややこしいことが起こるだろう、お願いした相手のドクターというのはちゃんとした方で有名な人ですけど、こういうことはあまり経験してないんじゃないかと思って、僕は早朝の新幹線で行ったんですけど、東京の郊外で気力が失せたという感じで病院まで十分位のところで、途中で座り込んでしまっていました。病院が正確に何処にあるか知らなかったんです。迷っているうちに気力を費やしたんでしょう。着いたときは亡くなってられた。

死亡診断書も書かれていたわけですけれども、そこでやはりこの時重要だと思ったのは、死亡診断書の死因推定が（こう書いておいたらいいだろうと内科の人がアドバイスしたんだそうです）脳内出血ということでした。しかし証拠がないということで後で問題になりました。そういう診断が付いてたんだったらどうして脳外科かなんかに廻さなかったのかということを家族も問題にされますね。彼が剖見を主張しなかったことも問題になりました。裁判で問題になったわけです。僕は非常に微妙な立場になった。僕は原告側の証人として出ざるを得なかったわけですね。つまり私の友人と、裁判で争うことになったんですが、友人は非常に快く私の立場を理解してくださって、友人関係は揺るがなかったわけです。

実際に彼の死因になったのはHという薬であったと思います。いろいろ薬を使ってみてあまり反応しないので、当時出たHを使ってるんですね、カルテを見ますと。裁判でカルテが回ってきてHとあったんでああそうだろうと思ったんですが、その頃はHの痙攣やひきつけを起こす作用がささやかれている段階で、法廷では僕は喋ることができなかったんですね。被告側の私の友人には話しておきましたら、「これはもう仕方ないなあ」ということでした。結局これは和解になって病院がお金を払ったんですけれども、皆がつらい思いをした事件でした。亡くなった本人はもとより家族も、担当医も、紹介しつつ原告側証人とならざるを得なかった私も、です。なお、彼の葬儀には実に多くの人が集まって、広い範囲の人から彼が好かれ愛されていたことが目に見える形となりました。それは一つの慰めではありましょうが――。

私は他にいくつかこういうことを経験していますけれども、道徳的なことはさて置いて、重要なことは、どこまでは責任追及されても仕方がないというんですか、そのところを判断して線を引いてそこまでに腹を括《くく》ってしまうことですね。まずそのことは起こってしまったんですから、起こってしまったことに対しては残念であるということは最低限言わなければならない。弁解は後であって、真相を明らかにしようという姿勢を示すことですね。こういう点について、最後の基準は「武士道」なのでしょうね。それは、不測の事態に臨んだ時の責任の取り方のガイドラインですね。

(『兵庫精神医療』第一四号、一九九三年)

＊もとは大学病院で少数の精神科医師とナースとを前にして話したことである。

エピソード記憶といわゆるボケ老人

私が診る老人の患者さんの多くは初期の方です。実際にこれが老人性痴呆であるかどうかは、後から見ると疑わしいような程度のケースが多い。もうひとつの特徴は、知人から紹介される、もう少し言えば知人の家族であることがたいへんに多いということです。それは老人病院で患者さんを回診するのとはだいぶ感じが違うだろう。つまり、患者さんの家族の方を先に知っているので、患者さんをその家族のなかに統合された、埋め込まれた形として最初から眺めることになります。

そうすると、少しアプローチが変わってきます。たとえば初診の時に長谷川式の痴呆スケールをいきなりやるということは、現実にはとてもできません。しようとしても実際上治療の流れを乱してしまうので、やれないということになってきます。その代わりに出てくるのが、今日の題である「エピソード記憶」の問題であります。そもそも記憶については、まずRNA合成を必要としない「短期記憶」があります。例えば、これは、電話番号を覚えてそして掛けたらさっと忘れるというような、二、三分ぐらい持続するものです。それに対して「長期記憶」というのがあり、これはRNA合成を必要とする、脳にしっかり埋め込まれた記憶のことをいいます。「長期記憶」の中には、「一般記憶」と「エピソード記憶」とが区別されます。「一般記憶」は長谷川式をはじめとする老人の痴呆のスケールで計られているものです。例えば「モナリザはレオナルド・ダ・ヴィンチが描いた絵である」とか、あるいは「日本は四つの大きな島からなる」とか、「太平洋戦争は昭和二十年八月十五日に終わった」とか、これが一般記憶であります。これに対して「エピソード記憶」というのはその人だけの記憶で、要するに「兎追いしかの山、小鮒釣りしかの川」ということです。これは一般のテストには馴染まないと考えられています。しかし、翻って考えてみると人間の人格をつくっているのは、このような個人的記憶、「エピソード記憶」です。極端なことをいえば、いくら一般記憶が豊富であっても、それは百科事典と変わらないのであり、「エピソード記憶」が豊かでなければ生きた人間とはいいがたいのではないか。逆に「エピソード記憶」がしっかりしておれば、今の首相の名前くらい間違っていても、人格として欠けるところがない、という考え方があると思います。「エピソード記憶」を重視することが老人との基礎的な治療関係の上で非常に重要ではないかと、私は考えています。

次に事例を紹介します。皆ずいぶん前の話です。

最初の例は、私が診ていた時期は七十歳代の後半であったおばあさんでした。この方のご主人は八十歳代の前半でした。老夫婦は九州の自宅に住んでいて、家族がK市に住んでおられます。九州にいるおばあさんが火の始末が怪しくなってきたということで、老夫婦ともK市に引き取られてきたわけです。息子さんは欧州に単身赴任していて、その奥さんが大変な時でした。「火の始末が怪しくなってきた」のが引き取られるきっかけになることが多いのは、皆さんもよくご存じと思いますが、「引き取るように」ということを言い出す人が誰かいるわけで、この場合は遠縁の内科医でした。その内科医は老人性痴呆であることをかなり強調し、引導を渡すような形で家族に引き取るように言い、その結果、患者さんがK市に連れて来られたわけです。

実際診察に来たときの彼女は外出もできないし、口もきかないし、ご飯も介助しないと摂らないし、だいたい寝ていることが多くて、大小便も垂れ流し気味でありました。しかし、なかなか背がすらりとしていて大きな方でした。ご主人がむしろちょこちょこと動くけど小さな方であるのに対して、どっしりした感じの人で、なにか威厳があったのです。ご主人という人は旧制大学出の電気技術者で東海地方のある県の出身であり、ちょっと永遠の少年的なほどにいろいろなことに興味があって、好奇心に富んで、じっとしておられないというような方でした。よく喋る人で聞き手に回ることは少なく、奥さんのボケを強調して、「条件反射を付けて治してください」などと、いかにも昔の理系の人が言うようなことをいってました。やきもののコレクターでもありました。

奥さんのほうは九州のある県の出身で、物静かなひとで、今は夫にあれこれ次から次へといわれて家でおろおろしている感じがありましたが、よく考えてみると、この人はそもそものはじめからご主人の聞き手に回っている人ではなかったろうかという印象を受けました。つまり、もともと奥さんが何か喋ろうとしても機先を制して夫が喋りまくるような対人関係ではなかったか、ということが察せられたわけです。よく聞いてみると、奥さんは結婚以来無口であったということでした。しかし、夫の会社は九州にあり、そこは元来彼女の縄張りで、物静かな彼女が動き回る夫を支えてきたというもう一つの面が考えられました。和服の似合う方でありました。閉めてきた自宅を非常に気にしていて、精神的な移植というのがこの人にとって(一般に老人にとって)問題であると考えさせられました。植木職の方は老樹の移植にはあらかじめ何年も根回しをするそうです。私も彼女の家族に半年ぐらいかけて住居を移すように助言しました。結局、家族が彼女を連れて数回往復して、重要な日常品、什器とか写真帳を運ぶようにしたのです。こういう「エピソード記憶」の「索引」になるようなものを携えて来ることが大事であると思います。

私との面接では最初に女学校時代のことを尋ねました。私はその人が育った町に行ったことがありませんが、当時この年齢の方は女学校の制服が袴からセーラー服に変わる時代でありますので、まずどっちでしょうかと尋ねたわけです。それからだいたい旧制の第一女学校はお城の側にあり、お城の堀には蓮の花が咲いていることが多いので、そのようなことを聞くことから始めて、記憶を広げていって、人格形成期のエピソードの「煤払《すすはら》い」をすることができました。また、家族も車で連れ出したりして、K市に慣れるようにしてくださいました。ここまでが、第一段階でした。

第二段階は、家族と相談して女学校の名簿を取り寄せました。K市在住の同級生が三人いることがわかり、双方の家族と連絡を取り合って、ひとつの家族と対面することになりました。五十年前の同級生との対面でしたが、それは双方の家族にとってもありがたいものでした。二時間くらい一人のおばあさんを置いておくと、おばあさん同士でエピソード記憶の「煤払い」をしあってる、つまり昔話をしているのですが、そういうことをすればいいのです。第一段階では、おばあさんの昔話の相手をすることでしたね。これはよく「おばあさんはまた同じことを話してばかり」と排斥されがちなことですが、家族の方も最初は我慢してやってくれていました。第二段階になって「相互煤払い」の相手を見付けるとその辺が楽になります。

それから第三段階に進みました。彼女は昔、謡《うたい》をやっていたから、また始めたいと言って、今度は隣の区の公民館で謡を練習するようになりました。タクシーを使って一人で出掛けるようになりました。ところが、ある寒い日に、彼女は公民館の階段を昇ろうとしてつまずいて、入歯を喉につめて亡くなるという意外な事故にあいました。ずっと寝たきりのままで齢を重ねられるのがいいのかどうかは、これは倫理学の永遠の問題でしょう。薬物としては代謝改善剤と睡眠を深くすることを旨としました。きちんとは飲んでおられなかったようですが。

考えてみると、九州の士族の娘さんだったこの方は、そもそもボケを医者などにあげつらわれることに相当屈辱を感じていて、それがこの人を萎縮した生活に変えていったと思います。また一般に、過去の馴染んだ環境との訣別と並んで、それと同時に、新しい環境にきて記憶するべきことが一度に殺到してくるために一般記憶の能力が一時的に能力以上の活動を強いられていて、そのために能力の低下が誇張して表れがちでしょう。一時的に誇張して低下しているように見られる。そしてその水準相応の扱いを受けるうちに本当にその水準のボケになってしまう。そういう悪循環をどこかで初期のうちに断ち切ることが重要であると思いました。

症例の二番目は八十八歳の老未亡人で、面接は一回のみです。

最近、ボケが目立つということで東京の大学病院を紹介されましたが、受診まで四カ月待たねばならないといわれ、私のようなものでも先に診たほうがよかろうと思い、私が東京の出張先で面接しました。この方はある大学の先生の夫人のお母さんでした。相談に来られたのはこの夫人でした。夫人は東京の出身で、弟さんが二人おられて会社員でいずれも結婚しておられます。

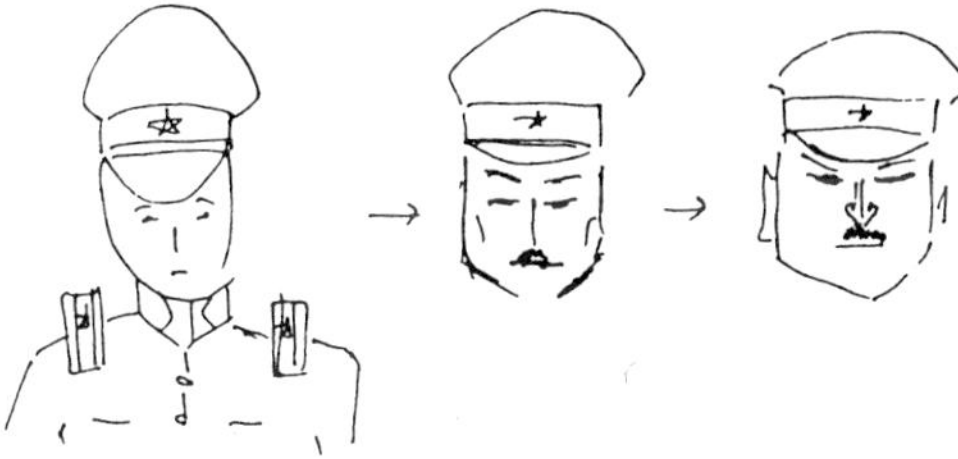

このおばあさんは一人暮らしでした。ボケていると周りは言うのですが、面接してみるとどうもしっかりとした芯のある方のように見えました。面接の最初に、この方は「私は何もかも忘れてしまった」と宣言しました。聞きますとこの方は高級軍人の夫人であるとわかったので、私は昭和の初め頃の陸軍軍人の服装をいい加減に描いてみました。顔にごく一般的な目鼻を描いてみせると、おばあさんは「(夫は) こんな坊ちゃんみたいな顔ではありません」と断言され、「もっと四角いね、顎が張っていたね、もっと平べったい顔だね」とか言われたので、その度に少しずつ修正しました。「まだ少し鼻が違う」というので、聞いてみると、息子さんの鼻に似ているといいます。それで、息子さんの鼻を模写して変えました。そうしたら、ほぼ満足されました。この絵の夫君のことを聞くと「シベリアに抑留されていた。私は子ども三人を抱えて引き揚げてきた」といわれ、いろいろ苦労話をされました。「戦後遅れて引き揚げてきた夫は人が変わってしまった。ものを言わなくなった」ということでした。

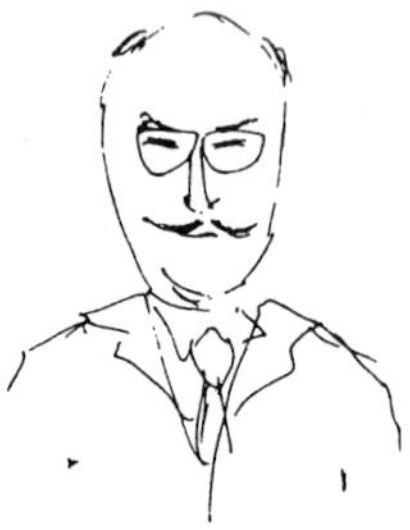

この場合は、人格形成期というよりも、人格が非常に大きな試練に会った時機のことを聞いたのです。エピソード記憶のなかでも非常に強烈な体験というのは特殊なもので、静止的な視覚的なシーンの連続として、映画というよりはスライドに似ています。このような苦労話を聞いた後で、彼女の幼い頃の話になりました。

彼女のお祖父さんは維新戦争の時に長岡藩士で苦労された方で、彼女はそういう苦労話を覚えておられました。また、お父さんは病院長をされていて非常に偉い方だった、という話をしたので、また絵を描いてみました。明治から大正のえらいお医者さんふうの上半身を「お父さんは顔が長かったですか」とか「髭を生やしておられましたか」などを伺いつつ描きました。

この問答中に、彼女は何度か「何もかも忘れてしまった」と、そこだけ違う口調でつぶやきました。娘さんが「おばあちゃまはずっと覚えていらっしゃるじゃない」と反論すると、「だってあなたがたが戦争前のことはずっと忘れろ忘れろといいなさったじゃないか。だから忘れよう忘れようと努めてきたのに」と言ったわけです。なるほどそういうこともあるんだと私は気づきました。つまり、確かに彼女は最近道に迷ったりすることはあるが、それだけでなく「自分はやっと過去を忘れられたんだ」というふうに考えていたんだと、思い当たりました。鍵を掛けようとしてやっと成功しかけたのだが、頭の引き出しにはたいへんな記憶が貯まっていたということでありました。

私は、面接の最初に娘さんが「おばあらゃま」と連発するのを聞き咎めまして、「お母さま」と言うようにしてもらいましたが、何度も「おばあちゃま」とおっしゃるので、「一度言うたびに私が百円いただく」と決めまして次の面接までに貯金箱に貯めてくるようにいいました。

この方は陸軍軍人の夫人にありがちな非常に勝ち気な方であったと思います。娘さんは東京と地方の間を往復しておられるのですが、このような場合には「娘はよくしてくれるが、長男の嫁たちはやって当然」となりがちではないかと憶測されました。実際、お嫁さんの一人は仕事をしておられ、もう一人は病弱であったらしく、この方が八十八歳で一人暮らしをしておられる背景には、いろいろなことがあったと考えられます。火の始末ができなくなってきたということがあったのですが、これは勝ち気な老婦人にとっては大変な恥辱であり、嫁に知られたくなかったということが問題を複雑にしたと思われます。何かが思い出せないとか、火の始末をしわすれたとかは、私どもも、同じ場合に、たいへん悔しく恥かしい思いをすることで、老人の思いもそれと変わらないはずです。かりに「何か」が出てこなくても、その「何かが出てこない」という体験は十二分に意識されているわけです。これも私たちにも覚えがありましょう。周囲の反応も、また、あわれみと同情のまじったものであるでしょうし、現にそうであろうとなかろうと、長い人生の中で「そうであるはず」と思っているにちがいないことです。

その後私は東京の医者に紹介しましたが、二週間後一人暮らしの自宅でうとうとと寝込んでいるところを息子さんが発見して、救急病院に運ばれ、母指頭大の新鮮な脳出血が確認されました。病院では大物夫人ぶりが周囲の悩みの種になったそうですが、家族によれば「元来こういう人」ということでした。経過は順調ですが、一人暮らしをどう解消するかが大きな問題になっています。

最後の事例は、五十歳代後半の独身女性で、国会に勤務しておられたのですが、初老期痴呆との診断で紹介されてきたのです。子供のない姉夫婦が老後を三人で暮らしましょうとK市に招かれたそうです。一般記憶はかなり損なわれていて、国会に勤務していたにもかかわらず有名な現首相の名前がでてこなかったのが意外でした。しかし、表情があり、以前は身なりに人一倍気をつけていた人だったのではないかと思い、聞いてみると「ミスなんとか」でありました。若い頃結核になり、お姉さんが先に結婚されたので、適齢期にお父さんの看病をして過ごされました。それで、結婚をあきらめ、キャリアウーマンへの道を進まれたのでした。私は「あなたにプロポーズする人がいなかったとは信じられません」と何回目かの面接で小声で言ったのですが、彼女は少女のように顔を赤らめて、「はぁ、まぁ」とか言い、その頃からバウムテストが伸びやかになり、結果的に買物に出掛けたり、書道を習ったりするようになりました。それ以上のことは伺いませんでした。この方は長年かなりのアルコールをたしなんでいて、ひどい胃潰瘍があることもわかり、内科での治療も受けられるようになりました。こういうせりふは一種の殺し文句ですけれども、殺し文句はタイミングをはずすと往々にして空振りになります。ですが、時に有効な殺し文句であります。まあ、私も年を取ってあつかましくならないと、言えなかったせりふではあります。

ボケを周囲から指摘されて来院した人に対する私なりの方針をまとめておきましょう。一般記憶を急いで調べるとかなり低い結果がでるので周囲の人もそれをみて、「やっぱりボケてきた」と思ってしまいます。今、老人を抱えている家庭にとって、いや老人自身にとっても「ボケないだろうか」というのが最大の恐怖であります。ある老年期の文学者は「癌というのは中ぐらいの恐怖である。短期間でこの世からおさらばさせてくれる。しかし、ボケてしまったら、自分は主観的にこの世からおさらばしているのに、家族に虚しく十年単位で迷惑を掛けてしまう」といっておられます。こういう風潮は米国においてはさらに強く、「アルツハイマー」という名前はものすごい恐怖と共に語られています。ある若い米国人の方が錯乱して当地で入院したときに、その両親が来日してまず聞いたのは「アルツハイマーではありませんか？」ということでした。この事実は「アルツハイマー」という言葉が恐怖の対象として独り歩きしていることを如実に物語っています。

初めに挙げた症例では、馴染みのない町に転居してきたためにオリエンテーションが喪失し、非常に多数の新しいことを覚えなければならないという、〝頭のなかの交通マヒ〟がおこっていたと考えられます。私も十年前に神戸に赴任してきたとき、一カ月位の間に多数の人名と顔を覚えなければならなくて困りました。そんな自身の体験からしてもそういうことは普通に起こり得ることだと思います。そのことが、一般記憶のテスト結果を低くするという波及効果をもあらわしたのではないか。他方で馴れ親しんだ環境との訣別による感情的な抑うつもあるでしょう。大量の記憶が不要になったということは一種の空虚感として実感されるようです。引退した棋士は今まで覚えた棋譜を一気に忘れてしまい、そのときに頭の中に保っていたものがいっせいにガラガラと崩れるという崩壊感覚が起こるそうですが、それに似た体験があるかもしれません。

私の老年患者への接近法は、まずエピソード記憶を「煤払い」し、人格の肌理《きめ》を細かくするということを第一としています。第二の例のように戦前の豊かだった記憶、引き揚げの悲惨な記憶を「忘れよう、忘れよう」と言われつづけ、そのように努めてこられてやっとそれに成功しかけたと感じる場合もあるのです。また、最後の事例がそうですが、自尊心がどの辺にあるかということを考え、自尊心を再建していくことです。また一般に睡眠深度の向上をめざす。老年になるといちばん深い第四相の睡眠がなくなります。この三つをさしあたりの目標としています。また、エピソード記憶の「煤払い」には、「治療者による煤払い」、「相互煤払い」、そして手慣れた過去の趣味とか、歩き慣れた道で買物をするとかの「自己煤払い」、この三つの段階を区別してもいいのではないかと考えています。ちなみに、サリヴァンは、老年期の新しい記憶の衰退を、単に脳の神経と能力の衰退としてではなく、その事柄が人格形成上さほど重要でなくなるからではないかと述べています。また自尊心の再建ということですが、引退した人と接するときには、何かの公共事業を自分でやったとかそういうことが、生きている証《あかし》になっていることが多いのですが、我々はつい老いの繰言《くりごと》として無視してしまいます。しかし、実は老人の昔話は、エピソード記憶の風通しをよくして人格を保っていくという努力ではないでしょうか。「煤払い」の機会を奪うことは、ボケの悪循環を進め、器質的に定着する可能性を高めているかもしれません。

（『兵庫精神医療』第一一号、一九九〇年）

＊もとは「兵庫老年医学研究会」における発表である。

「いいところを探そう」という問題

病気の前と比べない

「患者さんの家族が、ひとつ患者さんのいいところに眼を向けようという特集を組むんだそうだ」

「うーん、いろいろの問題がその中にあるなあ」

「たとえば?」

「まずねえ、いいところと悪いところと、そう二つに分けられるかなあ」

「というと?」

「それに、何がいい、何が悪いと、性質を二つに分けるのは差別だ! という意見を聞いたことがある」

「性質に人権があるみたいな話だなあ」

「そうね、まあ、そう大上段にふりかぶらなくてもだね、「長所は短所、短所は長所」ってことわざがあるくらいでね、何が長所か、何が短所かって、そうそうわからないね。まず、患者さんの発病前というのは、中には例外もあるけど、口答えしないいい子だとか、反抗期がなかったとか、何かを一所懸命やっていて夜も寝なかったとか、最初はぱっとしなかったのが努力してクラスの一番になったとか、そういう美談の持ち主がけっこう多いんじゃない？」

「だから親御さんがよけいがっかりするわけか」

「かもね。治療に当たる人間は、病気の前は見ていないだろ、だから、そこは違うんだ」

「で、どうしても病気の前と比べてしまうわけか」

病気の前はゆとりのない状態

「むろん、親は一般にわが子には何かと期待があるわね、祈りみたいなものだね、これは万人のものだね。たいてい、思春期以後に裏切られるがね。それが病気の始まりの時期と重なっている親もあるだろうし、発病がもう少し遅い場合では、せっかくあそこまで来ていたのに、という残念な思いがあるだろうな」

「本人にもね」

「そうだね。だけど、本人には、こういう思いもあるようだよ。あそこで病気しないなかったら、もっとひどいことになっていたかもしれませんと言った人があるくらいでね。つまり、病気の前というのは、どこか無理がかかっていて、ゆとりのない状態だったと考えてもいいだろうね」

「でなきゃ病気にならないだろうな」

「うーん、それは理屈だね。でも、病気になる直前には、何かを猛烈に勉強しはじめたり、成績が上がったり、学年委員に選ばれたりしている子がけっこう多いだろ。これで、おや、この子もいいほうの芽が出だしたと周囲は思うわな。結果的に見れば、ゆとりを食いつぶしているわけだけど、その時点ではわからない」

病気の前より安定した状態をめざす

「そう……。でね、精神科の難しいところはいくつもあるけど、まず、病気の前に戻すということが治療にならないんだ」

「というと?」

「それは、病気の前と同じ状態というのは、世間的には、見栄えがするかもしれないけど、いつまた病気になるかもしれない不安定さを秘めた状態だからだ。この点は、実は患者さんは、うすうす感じている。世間的には病気の前に戻りたいという気持ちがある。患者さんって、世間を気にしすぎるくらい気にするからな。世間を気にしない人は患者にならないぜ。だけど、反面、もとに戻るってことに不安があるということもあって当然だね」

「では、精神科では、病気の前よりよくならなきゃならないってことになるぜ」

「実はそうなんだ。そうだと僕は思う。そこに難しさがあるんだな。精神科に限らないかもしれない。糖尿病だって、高血圧だって、食生活は、発病の前よりもよくなってなきゃならないだろう？　でも、特に精神科は全人間的な生活が問題だからね」

「病気の前よりどうよくなってなきゃならないんだい？」

「うーん、そうだね、まず、安定性だね。それから、ゆとりかな。ゆとりを犠牲にして何かを獲得しようとする姿勢から転換できるかどうかだね。ゆとりを優先するということだね。リハビリの成績がよくて不安定なのと、ぱっとしなくても安定しているのとでは、長い眼では、やはり高値不安定はよくないね」

「株と似ているね」

「株のことは知らないんだが、人間を投機に供するわけにはゆかないからね。やはり、安全路線で行くのがいい」

遅れをとったと焦らない

「それは、家族にはもどかしいことではないかね」

「遅れを取り戻したいってのは人情だろうね。遅れというのは非常に誇張されて感じられるものでね。遠足に行ってちょっと靴の紐を結び直している間に、どんどん隊列が遠ざかって心細い思いをしたことがないかね」

「あるある」

「だけど、意外に早く追いついたろ」

「しかし、あれはすごくあせるねえ」

「人間は群れから離れるというのは本能的に怖いんだ。しかし、あせりは、ゆとりの反対だ。そして、患者さんのたいていは、自分はものすごく焦っているというよ」

「そう見えないのが患者さんの不幸かね」

「疲れやすさ」と病むということ

「原稿の依頼書に「患者さんの病んでいる部分、悪い部分」として「意欲がない、根気がない、大人げない」の三つが挙げてあるよ」

「そうだね。その問題は避けてとおれないね。患者さんの悩みの最大が「疲れやすさ」なのとまさに対応しているよ。そして、治療者も、この「疲れやすさ」というのがいちばん取っつきにくいんだ」

「きみはどう考えているかね」

「第一に、病気によるものがあるだろうね、おそらく。精神科に限らない。病気の最中や後というのは非常に疲れやすいんだ。第二に、疲れが妙な時に出る。これは老人と精神科患者に目立つというが、他の病気でもあると思う。たとえばね、老人では疲れが一日か二日かあるいはもっと日にちを置いて出る。精神科の患者さんでもだね。だから、周囲には因果関係がつかめなくて、どうも気まぐれだなどと思ってしまう」

「第二の理由は何かね」

「推測だが、疲れを感じるのは緊張がとれてからだろ。緊張がとれるのに時間がかかるのだと思う。一晩寝たら疲れがとれるというのは、若くて健康な人の特権だよ」

「いや、身体の疲れは一晩でとれるが、気づかれは長引くぜ。気をつかっていることがなくなってから、どーっと疲れが出るしね」

「そう、まさにそう。患者さんに聞くと、自分の疲れは気づかれだという。そもそも患者さんのかなりの人が、自分は気づかれで病気になったと思っているね」

「気づかれとは何かね」

「どこかに対人関係のからんだ疲れだろうね。身体を使ってもさっぱり痩せないのに、気を使うとみるみる痩せるじゃないか。対人関係にはまぼろしの対人関係もある。疑心暗鬼、勘繰りというのが、妄想との中間にある。これは非常に疲れる。まして錯乱は非常に後で疲れるのではないかな。第三に、疲れているのかどうかわからない患者さんがいて、こういう人がいちばん意欲がないとかいわれがちだ」

「そうだね。自分の身体の感じがつかめないということだ。いま、疲れているのかそうでないのかわからない。いや、身体の感じが全然つかめないという場合もある。こういう場合はメーターが動かない車のようなものだから、走れなくても無理はないわけだ」

「どうしてかね」

「わからないけれど、ある限度を越えて緊張している間はわかりにくいのではないかな。身体の実感がないという、病気関連の場合もあるだろうがね」

「どうしてそういうことになるのだろうね」

「そこに第四の問題があって、長い間緊張していた人はリラックス状態になじめない。リラックスしたら疲労感も出てくるので嫌な感じだという人がけっこうあるよ。リラックスできる時からリラックス状態を楽しめる時まで若干の期間があるのでね。それで、緊張するほうにわざわざ逃げ戻る人もいる。そのために病気が長引いているとしか思えない人もいる。それで、僕は、患者さんが疲労を訴える時に、身体が硬いか柔らかいかを聞く。時には触ってみる。硬い時には、緊張に伴う不快感だ。まず緊張がほぐれることが先決だろうね。しかし、柔らかい時もけっこうある。この時は、リラックスしているのだけれどそれを不快と捉えている場合である可能性を考える」

「リラックスしないのかね」

「リラックス状態になじめて、身体の感じが出てくるとずいぶんいいのかね」

「そう思う。だけど、それだけではまだなので、第五の問題として、リラックスする時と適度の緊張の時との往復が円滑に行けるようになるまでが難しい。誰だって、リラックスしていて、やっこらさと動きはじめるのが大変だろ。そのためか、患者さんの場合には、働いていて適度に休むのがどうも下手な人がいるね。ずっと緊張しっぱなしで働いているのをみると痛々しいね。銀行とか役場とかで順番を待っている間にそこの人の働いているのを見ていると、うまい具合にちょっと休んではピッチを上げているのが観察できるだろう。患者さんの働きはどうも一本調子で、あれは疲れるなあと思う」

一歩一歩順を追って

「それくらいかね」

「失敗は成功のもと、成功は失敗のもと——といってね。社会復帰に成功すればするほど、次のハードルが高くなる。学校に復帰すれば就職、就職で成功すれば昇進——。課長になって懲《こ》りて、次の就職先では絶対にヒラをとおすことに決めて俳句に生きている患者さんがいる」

「そういう人は少ないだろうね」

「僕は、権力欲という人類骨がらみの「病気」からどれだけ治るかが、われわれの問題にしている病気の治癒にも関係しているとひそかに思っているんだ。権力欲というのは、人類の大問題だね。食欲とか性欲はごく小範囲の人にしか迷惑をかけないけれど、権力欲という奴は大規模な迷惑をかけつづけているじゃないか」

「患者さんは権力欲の強い人たちかね」

「いや少ないほうだと思う。だが世間からかどこからかはいってしまうのだろうな。妄想の中にはどこか劣等感と権力欲とが潜んでいたずらをしているような気がする」

「疲れやすさひとつとっても大変だね」

「一歩一歩順を追ってゆくと、いつの間にか遠くにきているということもあるさ。人生で遭難した人を無事ふもとまで戻すのも、山で遭難した人を救助するのと似た機微があると思うな」

煤をはらえば艶が出る

「いいところを探そうというのはどうなった?」

「いいところってのは、ひとりひとり違うだろう?　煤をはらえば人間は艶が出てくるさ」

「それは完全に症状が取れるとか、社会復帰ができてからの話かね」

「いや、慢性患者さんはそうもゆかないだろ。私は思うのだが、ていねいに礼儀を以て接していて、ねぎらうところはねぎらい、評価するところは評価すると、次第に患者さんに艶が出てくるように思うね。どこか、人に好かれるような感じ。あの患者さん、感じいいですねと職員がいう感じがね」

「そういう患者さんは家でもそうかね」

「家ではあまりいい顔を見せないということも多いだろうな。会社でめ一杯いい人といわれている人の内づらが悪かったりね。でも、それは家では気を張っていないという場合もあるだろうし、逆に緊張してゆとりのない場合もあるだろうしね。私は、人の善悪をあげつらっているのを耳にして、あげつらわれている人をよく見ると、ゆとりのない人は一般に悪い人と評価されているように思うね。

最後に、ある先輩が言っていたことを紹介しておこうか。彼によれば、統合失調症の人とつきあうのはサボテンを育てるのと似ているというのだ。サボテンは不愛想だし、トゲがあってうっかりすると怪我をする。水をやりすぎると腐るしやらずに放っておくと枯れる。目を離せない。じっとみていて、ちょっと水をやったり、日向に出したり、家の中にしまったり、あまり手を出さないでそっと見て必要最小限の気くばりをする。そうしていると、いつか、思いがけないときに思わぬ花を咲かせる時もあるというのだね。この人はサボテンを育てるのもうまいよ」

「何か、植物を育てるコツと似ているのかな」

（『月刊ぜんかれん』第二八三号、一九九〇年）

家族の方々にお伝えしたいこと

医者にわかって家族にはわかりにくいことがある。むろん、逆もあって、家族にわかっているのに医者にわからないこともある。家族から医者へという記事があってよいと思うが、まずは医者から家族へ——。順不同である。よろしく。

一　働くことについて

たいていの患者は働きたくてしかたない。それができないのでつらい。怠け者にみえないかとびくびくしている。せっかく病気になったんだから楽をしましょうという患者に出会ったことがない。「精神病は道徳病ではない」「こころの病いであって、こころがけの病いではない」。これはぜひ頭にたたき込んでおいていただきたい（同時に家族の「道徳性」や「こころがけ」によって起こるのではないことも）。

では、患者はどうして働けないか、まず、どんな病気でも疲れやすさが最後まで残る。

カゼの後でもそうである。これは自然法則で如何ともしがたい。たとえ三日の病気でも後八カ月は本調子がでない。切り傷が完全に白い糸のようになるまで八カ月かかる。切り傷なら生乾きでもいいが、高度のまとまりが必要な脳ではそうはゆかない。

精神科の患者はどこもわるくなさそうにみえるのが不幸である。身体が頑丈そうにみえる人がいちばん不幸である。こういう人が早く働きに出て、身体に無理を強いる。しかし、筋肉の病気でない。気づかれは普通人以上である。ついにつぶれこむ。それを繰り返しているうちに、つぶれこむまでの時間が短くなる。本人も自信をなくし、周囲は焦《あせ》るか投げてしまう。これでは悪循環である。ところが、こういう人の身体をよく診ると身体の消耗が著しい。全身が病気の重みにあえいでいる。ただ、どれか一つの臓器がワルイというのではないから、近代医学の検査にかからないだけである。

私は働きたいという患者（と家族）をじらすことがあるが、それは「目標を十分手前に引きつけてから矢を放つ」ためである。私も内心じりじりしている。しかし、ここで踏ん張ることが大事なのだ。「今、何々をしても、それはできるだろうが、長い目でみるとまだもったいない」と踏ん張っているのである。

なお、回復期の初期に、あれこれ提案するが、すぐ気が変わる時がある。これは生活再開の糸口を頭の中で模索している時期であるから、簡単なことなら「実験としてやってごらん」といい、大がかりなことなら「三週間待ってあなたの気が変わらなければ支援すほしい。

る」というのが、患者にも周囲にもありがたい。何カ月以内に復学とか復職という期限付きだとどうしても〝突貫工事〟になる。やむを得ない時も多いが、突貫工事であればその後の手当てが重要だということはわかっていて

二　養生について

初発の時は医者も家族も本人も軽くみがちである。原因らしきものを推量し、あれさえなければ起こらなかったはずで、悪い夢をみたのだと思う。それはそれでいいが、何が原因で怪我をしても怪我は怪我である。「初回を軽視せず、再発を重視しすぎず」である。初回をていねいに治して十分回復するまで養生すると後がよい。

再発のほうが軽く済むことがある。それを差し当たりの目標にする。本人も家族も再発のたびに経験から学んで賢くなる場合がある。

家族が「早く治ってくれ」と願うのは人情だが、面前でいわれると患者は切ない。養生とは何か。「養生とは病気をもっともよい形（ベスト・フォーム）で経過させることである」。何がベスト・フォームか。それをさぐるのが治療の重要なカギである。さぐりつつ進むのが、本人と医者と家族の三者の協力である。しかし、何が重要かということはできる。

まず、睡眠と便通の正常化である。その過程で、下痢と過眠は必ずあるし、あってよい。目安は目覚め心地がよくなることである。

やせたままの人は治りにくい。体重がいったん増えて、やがてその人なりの適正体重になるのがよい経過である。病気の前は無理しているから適正体重より少ないことが多い。体重はダイエットでは減らないが、心労によってみるみる減る。回復の初期には女性の生理が一時なくなる。円形脱毛症もその意味がある。悪夢も回復の初期に多い。

本人の発病後四十日ぐらいに家族はいちばん参る。つまらないことで本人に当たったり、家族同士でけんかしたり、もう駄目だと悲観したりする。「四十日目の戦闘消耗」といって非常事態に必ず見られる「正常現象」である。これはいっときのことである。この法則は本人の生活再開の際にもある。五月病というのもこれである。一般に始めたことをやめたくなるのは、三日、七日、四十〜五十日、九十〜百日、一年目、三年目である。

三　治療について

急性期を目撃すること、されることは、家族にも本人にも辛い。入院の意味の一つである。ただ、入院は生まれてはじめての環境に適応することであるから「適応のための余分のエネルギー」をなけなしから支出することになる。入院後一週間に悪化するようにみえるのは「入院後適応症候群」が病気に重なる場合が多い。往診でここを通過できることがある。これを済ませてから入院ということもあり、入院しなくて済むこともある。家族の見ている前で患者がみるみる落ちつけば、本人にも家族にもとてもよい体験だ。しかし、一人での往診は初対面の場合には難しい。二人の医師（シテとワキだ）と、できればケースワーカーとがチームで往診を適時に実施すればずいぶん違うと思う。スウェーデンで計画されたことがあるけれど、まだどこでも実現していないはずだ。日本でやれたら日本の精神医療は一つのモデルを世界に提供したことになると私は思う。病気の人のところに健康な人間が行くのがほんとうなのだ。機械とか設備とかのために、病院に行くことが常態と錯覚されているのである。

患者の暴言暴力には、あのおとなしい子が別人になったと思いがちのようだが、いいにくいが、かつての両親、親戚のだれかとか教師などの昔の暴言のなぞりが多い。口調までそっくりだったりする。心の汚物の排泄でもあり、最初の自己主張でもある。「本心が出た！」「別人になった」と周囲が思うのはいちばんの不幸である。不幸とは悪循環がそこから始まることだ。ガラスにヒビがはいるように話が大きく破滅的になるかどうかは、応対にかかっている。問題を「局地化」できなければ、「しばらく考えさせてくれ」とか距離をとるほうがましである。なお、回復途中に〝病い疲れ〟をいやすための入院ということもあってよい。

回復の一時期、母親のフトンにはいってくることがある。一般によい徴候である。父親に甘えるのはずっと後に来る。いっぱんに子どもは父親にはどう甘えてよいかわからない。「甘える」とは言葉以前に通じあえるものを求めることで、母親との間のほうがやさしい。だから、父子の間には切ないものがある。父親はどういう人であろうと回復期の患者には「コワイ社会の代表」にみられがちであり、実際、その役をやらねばと思い込みがちである。父親は理解しにくい、されにくいものである。しかし、父親の言葉は子どもには千金の重みがあることが多い。意外にも子どものほうから手をさしのべることがある。たとえば父親のフトンにもぐりこんだり、父親と背中合わせでうたたねしようとする。この体験のある人の治りは格段によい。どうか、気持ち悪いなどと思わず、このサインを受け取ってほしい。それはかならず「いっとき」であって、しかもその実りは遠くに及ぶのである。

（『二〇一五年のあゆみ』特別寄稿、兵庫県精神障害者家族連合会、一九九二年）

ストレスをこなすこと

一 「ストレス解消法」とその限度

少し前のある調査があります。日本人がストレスをどのように処理しているかということです。女と男で順位が違いますが、ひっくるめて上位五位までを挙げれば、おしゃべり、タバコ、酒、買物、賭け事といったところでしょうか。読書とか散歩とかも、十位以内にあったかと思います。

こういう調査の結果は平凡なものです。しかし「平凡」ということは「まあまあ成功している方法」ということです。

実際、収集した珍しい品物を眺めるとか、逆立ちをするとかいうことを「ストレス解消法」にしている人はきっといるでしょうが、それは統計にかかってきません。また、誰にでも勧められるものではないでしょう。

おしゃべりは長電話一つを考えてもなるほどと思われるでしょう。賭け事は、パチンコが断然一位でしょう。パチンコ産業の売り上げは自動車産業を凌ぐのです。

この中で、おしゃべりだけは必ず相手が要りますが、他は一人でもできます。おしゃべりも二人でひとりごとを言い合っているみたいなことがあるでしょう。壁に向かってひとりごとを言うより、人間に向かってひとりごとを言うほうが精神衛生にいいわけです。壁に向かってひとりごとをいっても、何も言わないよりましです。国連からアフリカの奥地に独り派遣された人が言いました。一日の仕事が終わると『ああ、今日も終わった。まあ、われながら頑張ったな。八十点としようか。さあ、風呂にはいってビールを飲んで寝るとするか。明日があることだしな』というふうにひとりごとをいわないとやってられないそうです。

「ストレス解消法」は「楽しみ」と区別する必要があります。「楽しみ」の場合は「満足」が生じ、満足が増大するにつれてその行為は自然に止みます。「ストレス解消法」はそうではなくて「不満足」「不快」を減らそうとするものです。「不快」の原因はそのままです。「不快」の原因が動かせない場合だからです。ほんとうの満足感には足りなくて、下手をするととめどなくハマッテしまいます。「ストレス解消法」は、何にせよ、一時しのぎと考えて、「ストレス感」がなくなるまで徹底的に追求しないことです。追求すると、むしろ、むなしい感じが生まれ、これは全然消えません。「ストレス解消法」自体が生む不快な感じを、ストレス解消法で消そうとしているのですから、どだい無理な話なのです。ここでハマリこむのです。

酒がおいしい人、酒が生む陶然とした気持ちを愛する人は、酒の量が増えるとおのずとさかずきを置くようになります。ところがうさ晴らしの酒は、飲めば飲むほどむなしくなって、むなしさを追い払おうとしてさらに飲んでしまいます。特にひとを巻き込むストレス解消法の場合には注意したいものです。「ストレス解消法」は、すべて、相手にされる人には迷惑なものです。

タバコは、たいていの場所で、時刻にかかわらず（酒を昼間から飲む人はひとから中毒と思われます）、相手が要らず独りで、楽しめ、直接は人に害を与えず、本数はおのずと制限があり（百本吸うひとは稀で千本は不可能です）、悪酔いせず、費用も破産につながらないという、数々の点で、小さなストレス解消法としてはなかなかよいものでありました。ひとにも害を与えるという「他害性」がわかってタバコをやめた人が身近には多いのです。私も十数年前にタバコをやめましたが、やめてみると、タバコの煙がたちこめている部屋に一時間もいた後では下着も髪の毛にも匂いが染みつくことがわかって、これまでいっしょに仕事をした、タバコを吸わない、主に女性にずいぶん迷惑をかけていたと申し訳なく思っています。

すべて、「ストレス解消法」は「可愛らしい程度」にとどめるのが賢明でしょう。そのためには「いくつかの方法をほどほどに」というのがいいでしょう。「趣味」と「オタク」の違いは、「楽しみ」と「ストレス解消法」との違いです。

二　人間には自然なストレス解消術が備わっている——眠りについて

人間の身にはストレス解消法が自然に備わっています。それに比べればこれまでに述べた「ストレス解消法」などたかが知れたものです。

第一は、睡眠です。第二は、それと関連していますが夢です。第三は、身体の反応です。あと、二、三あります。

睡眠が健康なうちはたいていのことは大丈夫です。睡眠がしっかりしているうちは精神病は起こりません。

何時間眠ったらいいか。一日だけなら四時間と言って差し支えありません。しかし、その場合、翌日はふだんより多く睡眠をとる必要があります。四十八時間で収支を合わせてください。つまり、二日で十二時間から十六時間です。いわゆる「寝過ぎ」の害は嘘です。睡眠の能率が悪くなって、長さで質を補っているのです。あるいは積もる疲労の解消。

長く眠る必要のある人と、短くてすむ人があります。しかし「毎日四時間でよい」というのは嘘です。年をとると少なくてよいというのも嘘です。睡眠薬は害が大きいというのも一般論としては嘘です。ただし、自分で処方して飲むとクセになりがちです。睡眠薬は、まず本人が眠りに身を委ねるという気持ちになっていることが必要です。睡眠薬は自分以外の医者が処方してはじめてこういう気持ちになります。医者も例外ではありません。「効いてよし、効かなければ明日医者に文句をいおう」と思うほうが効くのです。二日徹夜したら、ポカをしても気づかないというのが普通です。二日徹夜して三日目の朝ふだんより頭が冴えて「自分は眠らなくてもいい人間だ」「自分は並の人間ではない、天才だ」と思ったならば、すぐ精神科医に相談して下さい。

　睡眠の健康度は目覚め心地によって知ることができます。

必要に迫られて徹夜を重ねることがあります。私も四十六歳の時、治療のために四晩、完全に徹夜したことがあります。責任感と具体的な目的意識と熟練とがあればできないことではありませんがその後に長い消耗を覚悟する必要があります。ヒマラヤに登った後は一年は消耗感が続くそうです。

「いくら眠っても眠った気がしない」が初めで、「いくら眠っても眠りたりない」「充分眠った気がするが寝床から出るのがうれしくない」「たっぷり眠って目覚め心地がよくて、少し名残り惜しいが寝床から出ようと思う」の順番に健康度が増します。

「眠り入りにくい」のは苦しいけれども眠りの障害ではいちばん軽いものです。「眠ればしめたもの」です。「眠り入ることはできるけれども途中で醒《さ》める」ほうでも「いったん醒めてもまた眠れる」うちはまあいいのです。二時間置きに「途中で醒める」人が多いのは、睡眠の単位が二時間（人によっては一時間半）で、誰でも二時間ごとに浅くなっているからです。醒めて再び眠り入りにくくて、その分を翌日取り返せなければ、精神科医に相談して睡眠に役立つ方法を考えてもらってください。

いつも「眠るのが怖い」という場合は、いちど精神科医に相談されてよいでしょう。この治療はそう難しくないことが多いのです。もっとも、別の場合があります。

三　夢はどういう役をしているか

「夢をみたことのない」人がいてもいいのです。夢といっているものは、醒めた時に覚えている夢です。めざめて数秒から十数秒の間に夢は急速に色褪《いろあ》せ、単純になります。朝めざめた時に残っている夢は眠っているあいだじゅう見ていた夢の「のこりかす」です。これが「夢がわけのわからないものである第一の理由」です。「夢という割り算で割り切れなかった余り」だと言ってよいかもしれません。夢をみたことのない人は、この割り算がいつも割り切れている人でしょう。

夜中じゅう、夢は一所懸命、作業をしています。昼間心残りのある出来事や解決できなかった問題で「昼間の理屈」で解決できそうにない問題を「夜の理屈」で感情を静め、気持ちの「折り合い」を付けようとしています。感情が静まると、解けなく思えた問題も解ける率が多くなります。ほんとうは解かなくてもよいこともあります。問題だと思っているものの半分は解かなくてもよく、さらに半分は時間が解決します。「昼間の理屈」で解けなかった問題ですから、置き換えや飛躍などのごまかしがあります。だから、夢は「お話変わって」とひょいひょい変わるのです。この飛躍があるほうが健康な夢です。これが夢がわけのわからない第二の理由です。

昼間したことをその晩夢にみることがあります。少し話が修正されて自分に都合がよくなっているはずです。こういう夢はまあ健康です。

試験の夢をみる人は、何か問題にぶつかっているのではないかと考えてみていいでしょう。大問題ではないでしょう。毎晩、同じ夢をみる人は、かなり大きな問題にぶつかっているかもしれません。昼間は、いわば絵に描いたドアを開けようと努力を重ねているのかもしれないと考えてみてもいいでしょう。一から見方を変えるとよいかもしれません。

毎晩同じ夢をみて、内容がだんだん悪くなってゆく場合には、精神科医に相談したほうがいいかもしれません。精神科医もその意味がわかるとは限りませんが、とりあえずどうしたらいいかは考えられます。

ところどころで「お話変わって」があり、全体としてよい方向に向かうのがふつうの夢です。最初はよい夢でもだんだん悪くなる夢は心配です。特に話が次第に破局に向かって最後に自律神経系を巻き込んで汗びっしょりで目覚めるのが「悪夢」ですが、これは心理的なストレスの場合もあり、心臓の障害の場合もあります。心電図をとってよかったという場合があります。

夢の中には、とりたてて問題にするほどのことはないものもあります。尿意を催した時の夢などです。また夢の時には筋肉の緊張が下がるのです。これは夢のとおりに行動しては困るから筋肉を緩《ゆる》めておくのでしょうが、リラックスに役立ちます。ただ、それが夢になると「空を飛ぶ夢」とか「落ちる夢」とかになり、また「金縛り」となります。これを精神科医に相談するかどうかは、それが生活の邪魔をする程度によるでしょう。

ふつうの夢の場合には、一分以内で単純化し、二時間ぐらいで内容が薄れて、何についての夢であったか、だいたい夢の「題」だけになり、正午ぐらいで忘れ、何か夢をみていたなあというぐらいになります。印象が強くて忘れられない場合は人生の転機に立っているかもしれません。大転機のことも小転機のこともありますが、夢の内容とは必ずしも関係がありません。

ただ、眠っている気がしないで、うとうとしている時の夢は別です。それは睡眠の浅さを示すだけと考えていいでしょう。負担になるならば、精神科医に相談するといいでしょう。

四　心身症のこと

「身体の反応」とはいわゆるストレス関連疾患です。消化器潰瘍、狭心症、湿疹、喘息、その他その他です。自律神経系の乱れ、免疫系の乱れ、その他その他、いわゆる抵抗力、自然治癒力の低下の結果です。これらは困ったことではありますが、警告の意味を汲み取るのがよいかもしれません。精神（つまり脳）はいちばん大事なものですから、身体の他の部分が先に障害を起こして、ストレスを吸収するとともに、警告を発していると考えてもいいでしょう。

睡眠、夢、心身症とだんだんよいばかりではないことになってきました。これから先は冗談ではなくなって、ストレスによる意識障害、精神障害、最後に死ということになります。この順番で起こればまだいいのですが、第三が先に起こるとか、第四以下が先に起こることがありえます。

五　ストレスには大きさの違いがある

アメリカでは「事件」に点数をつけて、合計がある点数になったら、クレージーになる危険があり、ある点数以上は「誰でもクレージーになる」というものです。残念ながら日本ではこれを作ろうとしてなかなか意見が一致しないようです。

しかし、次のようなことは知っておいていいでしょう。最大のストレスは配偶者を亡くすことです。年配の場合、特に男性は平均寿命が一年半ぐらいだろうといわれています。むろん例外はいっぱいあります。年配の女性はある打撃期間の後はかえって長生きするそうです。次は子を亡くすこと、それから親を亡くすことでしょうか。昔は子を亡くす悲しい場合がいっぱいありましたが今もないわけではありません。

離婚は結婚の一・五倍ぐらいのエネルギーを消耗します。不動産を動かすことは、慣れていない人は特にストレスです。

結婚、建築、昇進など、うれしいこともストレスになることを忘れてはなりません。お客をするのも結構精神的に負担な場合があります。米国のリストには「クリスマス・パーティ」があがっています。

お祝い事で、人におめでとうといわれるのにさっぱり楽しくないということがあります。かえってふさぎこみ、それが一週間よりも長引けば、精神科医に相談されるのがいいでしょう。転職はまちまちですが、適応の期間はさまざまです。外国旅行した後は、外国にいた日にちだけ、ふだんの感覚を取り戻すのに必要です。三週間いたら帰国後三週間はちょっと「おかしい」のがふつうです。

逆に、親が死んでもさっぱり悲しくないという場合があります。それで済む場合もありますが、一年ぐらい、時には三年ぐらいたってから、急に悲しくなることがあります。

六 ストレスの間隔が重要である

ボクサーがパンチをくらって、姿勢を建て直さない間に次のパンチが来ると、ダウンしやすいでしょう。それと同じように、事件と事件との間隔が狭いと打撃が急に大きくなります。

親しい人の死の後の一年はひっそりと過ごすのがいいでしょう。不動産を動かした年も穏やかに過ごすほうがいいでしょう。離婚した年は他の事件はなるべく起こさないことでしょう。

ただ、人を亡くした後には、生計の問題から税金の問題、家族の移動や離散までの問題が出てきます。不動産を動かしても法律、金策など、いろいろな問題がついてきます。離婚したら、別れのほかに、引っ越しや、財産処分、子どもの問題などいろいろあるでしょう。一年に精神の健康を損ねない限度というものがあります。

間があくほうがいいのです。その目安の一つとして、三日、一週間、三十日から四十日、九十日から百日、一年、三年というのを挙げておきましょう。後は六年、十年でしょうか。これらはそれぞれ節目です。始めたものをやめたくなる時です。たぶん、気が弱る時、勢いがいったん尽きる時なのでしょう。

三日は、それほど迫られないことがやめたくなる時期です。「三日坊主」がよい例です。一週間はどうしてでしょうか。三、四十日はどうも生理的なもののようです。人間は男性にも二十八日周期があります。それが過ぎて十日ほどは頑張れるでしょうか。四月に始まることが多いので「五月病」があるのでしょう。三カ月は多くの病気のなおるまでの期間です。一年を過ぎると、死者への悲しみが穏やかな追悼の気持ちに変わることが多いのです。

人事の人はよく「三日、三一日、三カ月、三年」といいます。就職してから退職を申し出るまでの期間です。

こういう時期は、生理的にやめたくなるらしいので、休暇を取るとか少し仕事の気を抜いてでもいいからやり過ごして、それから考えてみるのがいいでしょう。

この節目を過ぎるとまた元気が出てくることが多いのです。この節目に新しいことを始めないのがいいでしょう。患者の入院後に家族が消耗を顔に出すのがほぼ四十日目であることも、われわれが知っておいてよいことです。おそらく患者も沈んでいるのではないでしょうか。

仏教は偶然かどうか、よく考えています。初七日、四十九日、百カ日、一周忌、三回忌というわけです。きっと、死んだ人を悼む感情が強まり、その後を引き受けてやってゆく気力がなえがちの時なのでしょう。その時に皆が集まって、にぎやかに励まし合って、ご馳走を食べて、悲しみをなだらかにする作業をして、この節目を乗り越えるのでしょう。

七　一日にもいろんな節目があって、これを利用するとストレスが少ない

最後に短いほうの節目を言っておきましょう。まず、十二分と十五分との間に境目があります。十二分遅れてもいいが、十五分遅れるといけません。相手は十二分なら楽しく待つが、十五分だといらいらしはじめます。食堂にはいってからの待ち時間も同じです。それから四十分です。これは非常に生理的に深い周期です。小学校の授業時間が四十分です。精神療法の時間も四十分です。私が授業していて場がしらけ、私も気が抜ける時、時計を見ると大体四十分経っていますね。

その次が二時間です。睡眠も二時間置きに浅くなりますが、醒めている時も二時間ごとに人間は自然に心身が緩みます。人間の時間は二時間ごとに節がある竹のようなものです。緩むからいいのです。映画がだいたい二時間前後、テレビの番組もそうでしょう。

仕事にせよ家事にせよハイキングにせよデートにせよ、四十分単位、二時間単位で計画するのがかしこいと思います。四時間もぶっつづけでやったら、「おもしろうてやがて悲しき鵜飼かな」（芭蕉）ということになります。

時刻も問題です。起床後二時間は眠りから目覚めに移る移行期です。この時期にはなるべく精密な仕事は避けるほうがいいでしょう。私は以前、勤め先から五分のところに住ん

だことがあって、朝ごはんもそこそこに駆けつけると、最初数人の診療が冴えなくて困りました。

午前は、わりと新しいことが頭にはいる時刻、創造的なことができる時刻、午後は規則的なこと、事務的なことができる時刻です。

一時から三時は眠くて当たり前の時刻です。この時期の昼寝は夜の睡眠に影響しません。それ以後ですと、夜の眠りに影響があります。五分でよいといいます。

四時から七時は、不安の起こりやすい時です。「逢《お》う魔《ま》が刻《とき》」といって、昔は「神隠しに遇いやすい時」とされました。疲労の他に、昼の生理から夜の生理に移る移行期なのでしょう。八時まで待つとしっとりとした「夜のムード」になって安定することが多いのです。このムードは独り暮らしの時にははっきりしないので気をつけましょう。私も単身赴任の時にこれで身体を壊しました。

夜中の二時か三時には血液細胞をつくる大切な骨髄細胞が分裂を盛んにします。この時には抵抗力が下がっています。二時前後にはいわゆる「うしみつ刻《どき》」ですが、たしかに控え目にしたほうがよいようです。

曜日にも問題があります。休日の翌日の午前は能率があがりません。

それは生理的にちゃんとした理由があります。人間の中にある時計は、一日が平均二十四時間五十分なのです（結婚すると少し延びるそうです）。この時計は二つあって、ガンコな動かせない時計があります。X時計と呼んでいます。それで五十分ずつの遅れがちょうど一日になるのが二八日余りで、男女を問わず二八日周期があるのは、このためです。しかし、融通の利くY時計のために、われわれは何とか毎日規則的に生活できているのです。われわれは毎朝、Y時計を五十分ずつ進めています。気づかないだけです。時計を進めるもっとも大きい力は、光をみることだそうです。戸を開けて晴れた空をみつめることがよいでしょう。むかしの人が昇る太陽に向かって手を合わせていたのは、図らずも時間進めの役に立っていたわけです。曇っていたり、雨や雪だったら——雪は眼を痛めるぐらい明るいからいいけれど、曇天、雨天なら——電球を近くでしばらく眺めてはどうでしょう。頭の中で明るい青空を想像するだけでも少しは役に立つ気がします。朝ごはんや大のほうのトイレもいいのではないかと私は思っています。

月曜病というのは、日曜日に、朝寝坊をして、決まった時間にY時計を進めなかったためだといわれています。五十分の倍、一時間四十分を一気に進めるのは、Y時計の能力を超えているというわけです。月曜の午前に大きな仕事があるなら、日曜日、ふだんどおりに起きてぱっと明るいほうを見るか、せめて、何か固形物をたべるか、トイレに行ってから午前寝をすることでしょうね。

日曜休日の人を例にしてますと、火曜日が仕事がいちばんやれるがいちばん身体にこたえるといいます。どうしてでしょうか。木曜の午後になるとかなりほっとします。われわれは知らず知らずの間に一週間のスタミナ配分をしているようです。ですから休日は定期的な間隔で取るほうが休養は深いようです。身体が待っているのですね。臨時の休みは休養度がいくぶん低いようです。

日曜日あるいはその他の曜日でも決まった休日を大切にしましょう。とくに中年以後は疲れが翌日でなく翌々日に出ることを頭に置きましょう。

私が働く人にぜひ告げたいことを書いてみました。四十分以内に読んで下さっただろうと期待します。

（『神戸大学教職員組合ニュース』第二四号、一九九五年）

成長と危機の境界——相互作用とカタストロフィーの力学

企業の発展幻想はどこからくるのか

——最近、企業組織を情報知識体系、つまり内外のヒト・モノ・カネの相互作用で生まれる情報・知識を逐次編集していく存在として捉え、環境の不確実性の中で、いかに自己革新して有効性を獲得していくかという新しい組織論の議論があります。この議論の背景には、脱工業化社会を志向する企業の生き残りを賭けた自己像の転換という事情があるように思いますが、反面、そういう企業の革新や変身が論じられれば論じられるほど、それに対応した個人レベルでのプロセスが見えてこない。企業をはじめ様々なものが情報化していくこの時代、はたして〝個〟はいかに変貌していくのでしょうか。

中井　前提として理解しておいてもらいたいことが二つあります。

人間は時代とともに変化すると言われますが、人間には長いあいだ培われてきたいろいろな地層があって、変化するといっても総体がそのまま一挙に変化するわけではない。これが第一の前提です。

——人間のコアの部分はそう簡単には変わらない。

中井 ええ。人間はどうにでも変化しうるように見えても、実は歴史的に形成されてきた厚い地層のようなものに規定されています。表層は変わりやすくても深層は変わらない。変動が小さい場合はいいのですが、ある限度を越えると、無理押しの変化に応じられず地層が崩れ落ちるように急速に破綻することにもなるんです。だから自由に変えられるものと見るのは幻想なんですよ。

これは地球上の自然と似ていますね。自然にも、新しくできたもの、どんどん変わるものがあると同時に、何億年も変わっていないものがあるし、またその中間のものもある。そして、その全体は絶妙なホメオスタシスをなしてるんです。

——そのホメオスタシスにも限度があるということですね。

中井 ええ。事実、人間もある程度までのプレッシャーに対しては非常に耐性があり、歪みを吸収してくれるように見える。けれども甘く見ていると、人間も自然と同様、どこかで一度に破綻がくるんです。

以前、『タイム』が出した環境特集号の表紙が、金縛りになった地球であったのは象徴的ですが、人間はここにきて自然を壊してしまうのではないかという恐れを持ち始めた。

これは、人間が自分自身の内部環境つまり精神は大丈夫だろうかと不安を持ち始めていることと相互に鏡写しの関係にあるように思います。

——私たち自身に対する危機意識を反映していると。

中井 そういうことです。次に第二の前提になりますが、人間は今、生物としても過渡的な時代を迎えているということです。

現存の人類の数は、いままでに存在した人類の数に匹敵するくらい多いんです。たとえば旧石器時代には、関東平野におそらく数百人ぐらいの人間しかいなかった。だから当時はドングリか何かを採取したり、狩りをしてやっていけた。ところが今、そこに二千五百万人います。約十万倍です。自然と人間の関係が根本的に変わってしまって、自然のほうは以前のように支えてくれません。

こういう過渡的な時代というのは先が見えない。わかったようなことを言っても、作文にしかならないという状況だと思います。

——そういう「人間の自然」と「変化の状況」という視点から眺めると、日本の企業はどのように見えるのでしょうか。

中井 少なくともこういうことはいえると思うんです。企業が環境の変化に応じて自己変身して活性化し、発展していくという図式、またこの先いくらでも発展していくという図式が日本にあるとすれば、そんなプログラムを持っている地域というのは、世界的に見て日本だけだと。

世界を見渡せば明らかです。NIESの人たちだって、それほど楽観的ではないし、社会主義圏全体には大変な幻滅がある。米国でも『タイム』なんか読んでいるとひょっとすると破滅の前夜にあるんじゃないかという予感を持っているし、またアフリカの大部分には絶望があります。「アフリカの年」といわれた一九六〇年頃は、国家の体裁を備えた国で地球上が一見覆われたかに見えましたが、今は国の体をなさない国がいかに多いか。

——たしかに日本では、終戦直後を除いて絶望とか破滅とか、そういうネガティヴなビジョンが覆いつくしたという経験はないですね。

中井　日本にも、今いろいろなことが表面化しています。一億総中流階級化がこの間までいわれていたけれども、数年前から誰もいわなくなった。いつの間にか、貧富の差がすでに非常に大きくひらいてしまったからです。

——新しい階層社会が生まれつつある。

中井　ええ。また企業の雇用上の問題というのは、どこの国でも大問題なんですが、大変不思議なことに日本ではこれまであまり問題になりませんでした。これらのことが果たしてそのまま永続するものなのかどうか。そういう懸念を僕は非常に持っています。

——日本でもようやく、雇用の問題とか、企業のありかたを再考するなど、企業が自らを語ろうとする機運とともに、本質的な議論が出始めてきた。そこには、そういう疑問が多少とも反映されているようには思うんですけれども。

中井　これまでの日本の強さということを考えてみると、日本の企業は無名の人の強さ、つまり縁の下の力でもってきたと思うんです。ただ、無名の人が強いというのは、デモクラティックではない。

――というと？

中井　優秀な人が全部上に行くなら、縁の下の力持ちになる人がいなくなるでしょう。つまり、階級制度というのは、非常に問題だけど、優秀な人がある階級以上にいけないということで、下に優秀な人が残る。残った人が投げやりにならないで力量を発揮するわけです。これは、本当はデモクラティックとはいえない。

こういう無名の人の強さというのはいつまで続くのか。僕はもうそんなに続かないんじゃないかという気がしています。

――反乱が起きる？

中井　いや、なし崩しに。つまり、縁の下を担う人たちの持つことのできるプライドが色褪せてきている。これは結局、競争原理と秩序の維持とは常に相反するということに帰着します。つまり、秩序を実現する枠組みを作れば、どうしても差別とか、階層、階級を伴ってしまう。一方で個人の自由とか能力を発揮するとか、競争しようとする欲求がある。この両者をどう妥協させ、調整するか。これは企業組織の中でも難題となっていると思いますが、この問題は人類が今もってまだ解決していない問題です。結局、発展するということで、問題を先送りしている。しかし、限度があります。それに、およそ企業であれ、日本経済であれ、世界経済であれ、その発展と生き残り率とは反比例するように思います。

永劫発展幻想が招きかねない破滅

――秩序と競争の葛藤する中、皆が皆、ともに発展していくビジョンなどは絵に描いた餅だというわけですね。

中井 そうです。

日本の経済がかつて経験した急速な成長――このような非常に強烈な体験というのは、少なくとも生理的な世界や心理的な世界では短時間しか続かないんです。弱い体験なら長く続く。つまり強力な体験を長く続かせようとしたら生物は生きていけません。

例えば、てんかんというものは非常に強烈な、意識を超えたような体験です。これは非常に短時間しか続かない。てんかんの発作が長く続けば死にます。また、別の場合ですが、患者さんが急に良くなって、見る見るうちに能力を発揮することがあります。でもこれを煽《あお》るようなことをすれば、患者さんは破滅します。安定よりも改善を優先させると、かならず不安定になって破局に至るわけですね。

日本以外の国は、東欧は別として、生き残れるシステムを求めようとして苦労しているように見えます。米国には、もう、無限に発展しようという議論はないし、英国や欧州でも、とにかく生き残りのシステムを模索している。日本も生き残りのシステムを発見できるかどうかに、将来のすべてがかかっていると思います。

ただ日本がこれほどまでに成長発展を求めてやまないのにも訳があるのでしょう。それは第二次世界大戦で敗北したことに始まります。日本は戦争に負けた。そして見事に復興した。だけど、だから日本は大したもんだ、というのはうぬぼれです。当然のことですが、まず米ソの冷戦のお陰なんです。

また、戦争に負けることほど、国民を我慢させ、勤勉にさせるものはありません。逆に戦争に勝つということは、日露戦争後に暴動が起きたように、欲求不満だらけの国民を生む。戦後、日本と西独が復興したのは、国民がろくにものを食べずに働くのも仕方ないと、敗戦という現実によって納得させられたからなんです。一握りのスターリニストたちに失敗の原因を押しつけて、改革者が出てくれれば、その日のうちに良い生活を求めてしまう現在の東欧諸国とは、そこが違う。政治的改革は一日でできても、期待される生活の向上はうまくいって数年かかる。そこを分からせるのが一番むつかしい。

――敗戦のメンタリティが日本を難なく復興させた。

中井　難なくといっても、実態はご承知のように残業に次ぐ残業の滅私奉公スピリッツで突っ走ったのです。実はそういう勤勉のスタイルは太平洋戦争以後のものだと私は思っています。明治とか大正の勤め人は、そんなに企業に対して一体感を持っていない。

私のきょうだいが大企業にいるのですが、そのスケジュールを見ると、命を縮めるようなものなんですね。みんな、戦争の時の例外的な労働慣習をそのまま持ち越して、今日まで来たと思うのです。もっとも戦争を知らない世代がリーダー層に入ってきて、少し変わりつつあるようですが。残業とか、単身赴任とか、猛烈社員とかいうのは太平洋戦争の後遺症です。それ以前はそんなことはない。日露戦争の最中でも。

目標喪失に弱い日本企業

——そうすると、戦後のそういう勤勉さを底流として、そこから日本的経営のシステムが作られていくことになりますね。

中井　打ちのめされた後から再建が成る時までは、目標がはっきりしています。勤勉とは本来、再建の倫理としてだけ有効に機能すると私はかねがね思っています。問題なのは再建が成ってからは目標がはっきりしてこないことです。

人間は、平和とかサバイバルには戦時中などと比べて重圧を感じるようですね。平和というのは本来、非常に多様な活動を、しかも指図されずにやっていくわけだから戦争よりずっと大変です。しかも終わりがない。

日本にはどこかまだ戦争をしている意識がありますね。「総力戦」概念がまだ残ってるんだな、戦時中の。一方で、敗戦国としての戦勝国アメリカへの甘えがありますね、これくらいは大国だから我慢してくれという。

——勤勉がもう切り札にならない時は？

中井　そういう時には企業は「クリエイティヴであれ」という掛け声を頻発することになるわけですね。しかし何を目標とするのか、何をもってクリエイションというのかが全くはっきりしないことが多いわけです。はっきりしないのに、プレッシャーをかけたら何か出てくるだろうというような、実におおざっぱな考え方でしばしばごまかしている。

——そういう意味では、どうも日本の企業は本当の創造性からは遠いという議論に説得力が出てきてしまいますね。

中井　そんなことはないんです。小さい意味での創造性というのは結構日本にありますよ。

——それは改良するとかいうレベル。

中井　そうですね、うまく工夫するというレベル。矛盾する問題と正面から対決するというより、それをうまく避けていこうとする。これは賢明な方法ではあるんです。大きな創造性というのは大変な投機ですね。ムダが多い。目標が先にあるというより、目標が後から追いついていくような……。そして、クリエイティヴな人間はハッピーではありません。まわりに認められないし。集団に即座に受け入れられるのは、大きな飛躍ではないのです。

職人原理の可能性

——最近では、確かに企業の製品でも機能よりデザインといわれるように、画期的な発明というより意匠的な側面に力が入りがちですね。

中井　ただコンピュータでも日本の製品は優れてはいるんだけど、使う快感がないんですね。逆に例えば、アップルのパソコンには使う快感がある。日本の機械は、残念ながらまだ使う快感に乏しい。

——なぜですか。

中井　大企業でも研究所でもそうですが、そういった快感とか使い心地とかいう話はいまだに通じないというんですね。研究者はただ必死に性能の向上を考えて、作っているだけなんじゃないでしょうか。

　ドイツの設計家は、設計が出来上がると、ジーッと二、三時間、パイプをくゆらせて設計図を見ている。ところが日本の場合は、工場から来た人が横からひったくっていくという話です。そのせいか、日本の機械というのは、ディテールがもうひとつだめなんです。

——作り方がまだ生産者の発想。

中井　そういうことになりますね。しかし生産者本位の発想というのは、例外的なことなんじゃないですかね。どんなものでもとにかく売れる時代に限るでしょう。それ以前の日本の職人が作ったものというのは、非常に確かですからね。

――今の企業は、そういう職人さんを囲い込みにくくなっていますからね。

中井　職人さんと競争社会は相容れないところが確かにあります。病院でも、一番うまく処遇されていないのは生涯に昇進がない業種です。例えばレントゲン技師さんとか、脳波の技師さんは給料は上がるけど、昇進がありません。腕を持っているわりに一番よく遇されていない。競争社会の中では職人根性が風化しますね。この風化は、ある程度までは技術でカバーできる。しかし最後は人間ですからね。

――というと？

中井　「人間だから」というのは精神主義の意味ではありません。コンピュータは刺激があってから後にやっと反応します。多少の予測もするけれど、人間にはかないません。例えば、ワルツを踊るのは相手の刺激に応じて反応してるのではありません。そんなことをしていたら相手の足を踏んで怒鳴られる。ボクシングでも同じことです。動きより全体のリズムを捉えて先を見越しているわけです。

職人やベテランはそういうものです。それが機械にまねできないとはいえませんが、自動操縦がベテランのパイロットより劣るのは確かです。ただ「ベテランというのは一日にしてならず」ですから、非常に変貌する社会ではベテランはうかうかすると置いてけぼりを食って非常に損をします。

——時がたてば、陳腐化していく。

中井　さあて。技術革新が起こったら、熟練はパーになる。職人は既存の目標に向かって詰めていくわけであって、新しいものを作り出すクリエイティヴィティとは逆の意味で、それはただの陳腐ではないんです。創造性だけではだめです。「熟練」かな。両方要《い》る。問題はただ、後者にあてはまるあまりいい言葉が見つからないんですね。「スキル」かな。

——職人をはじめとする熟練性の陳腐化の進行をさらに促すのは、情報化であるように思うんですが。

中井　情報化社会というのは、外からの刺激を受けて、それを選り分けて即時的に反応する、ある意味では単純な人間を作る社会です。だから、体験を熟成させて、何年か何十年か経ってから出てくるような、時間と蓄積を要する技能とか技術にはなじみにくいと思います。

　また情報化は未知の知識を獲得する機会を提供しますが、同時に、情報は必然的に拡散します。そして二つの情報源は相互作用によって同質化が促進されます。例えば、戦争をすると反作用を受けて、負ける相手に似てくるといいます。あるいは征服したら、征服された民族の文化が入ってくる。

——相互に影響を受けるわけですね。

中井　交渉が多くなれば似てくるわけです。個人でも対立しあっている相手が似てきます。

ベトナム軍だって、カンボジアに攻めいった時はアメリカ軍のようにヘリコプターと戦車を使ったでしょう。米国の方も、ベトナム戦争で麻薬の味を覚えてしまった。アジア的快楽ですね。相互作用というのはとにかくそういう傾向を持つんですね。

——人と人との交流は基本的にそういう作用を持っている。

中井　サブリミナル（意識下）のいろいろな働きがあるようですね。最低のラインでは生理的なものがある。例えば女性の場合には、共同生活をすると生理の周期が合ってくる。これは合わせる力の強い女性がいて、その人の汗の匂いが鼻から脳に達して同期化するということです。そういうものはもっともっとあると思いますね。それは人間とそれ以外のものとも起こるかもしれない。こういうことは誰も研究してないんですけどね。飼っている犬と人間とは顔が似てくるといいますね。

距離が相互作用を阻止する

——戦争ではなくても、平和時にも様々な交流を通して互いに知らぬ間に影響を受けていることになる。

中井　たとえば日本はアジア化もし、アメリカ化もしています。当然反作用もあるでしょう。こっちの方は普通気がつかないものです。自分のことは分からない。アジアが日本化してくるのは分かる。でもその分、見えないかもしれないが、日本もアジア化してますよ。といっても、ヨーロッパがアジアを支配した後のアジアですけどね。アジア的な大規模腐敗とか。

——逆にそういうインター・アクションを阻止するものは何なんでしょうか。

中井　昔は距離ですね。

距離を克服するということは危険を伴うものです。例えばヨーロッパはアメリカを発見して、梅毒をもらってひどい目にあった。その前にペストが流行ったのは、黒海を通じた中央アジアとの貿易の結果だったそうです。それからインドを侵略したら、コレラをもらった。

つまり、世界は、かき混ぜるといいことばかりは起こらない。いま世界は大いにかき混ぜられているので、これは決していいことばかりではないんです。

——情報化もこれに拍車をかけている。

中井　これは大変なリスクですね。世界が相互に連結されたということは、世界のどこかで起こったことが他に影響を及ぼさずにすまないということですから。

同期化からズレ続けていくこと

——どこかで地震があると、リアルタイムで金融市場が暴落するということが起こってくるわけですからね。

中井　そうですね。だいたい同期化するというのは、本当は危ないんですよ。人間の脳でいうと、脳の活動が同期化したらてんかん発作ですからね。人間の脳が活動できるのは、脳の活動がふだん同期化していないからなんです。

――ズレがあるということですね。

中井　そうです。脱同期化しているのが正常です。世界が情報化によって同期化するということは非常にリスクが高まることです。少し前の株の大暴落なんかは典型的ですね。

――時間と距離をめぐってそれぞれ相互作用が考えられますね。

中井　そうです。距離というものは守ってくれるものです。例えば木星ではしょっちゅう爆発が起こっているらしいけれども、われわれは人ごとでいられるわけですね。

安定した社会、暴走しない社会はある程度非同期化していなければならない。自然界もやたらかき混ぜないことが大事です。完全にかき混ぜると人間だけじゃなくて生物界も危ないことになる。

――どういうことになりますか。

中井　恐竜が滅んだ理由にはいろいろな説があるけれど、大陸がつながってひとつになったために、一地域のウイルスや細菌が世界中の恐竜に拡散したという仮説があります。

しかし、鎖国がいいというのではないんです。それではまったく抵抗力がなくなってしまう。その辺の兼ね合いが一番難しいといえそうですね。

（『季刊UPU』第三号、一九八九年）

＊もとはあるシンクタンクの所員によるインタヴューである。

あとがき

この本は、私が名古屋から神戸に赴任した一九八〇年から、阪神淡路大震災が起こる少し前の一九九四年に至る時期に書かれたものである。

私の東京時代（一九六六〜七五年）は、ほとんどすべてを統合失調症の治療者として、その回復過程がどういうものであるかに充てられた。絵画療法をシステマティックに用いたが、絵画療法自体はあくまで手段であった。私の仕事、特に回復過程の段階論が、勤務した病院の看護部に長く言い継がれていたという噂に些少の真実があるならば、私としてはこれに過ぎる精神的報酬はない。私の仕事が看護日誌に負うところが多いからには、あって当たり前のことかもしれないが。

この、患者のことだけを考えておればよかった幸福な時期は、どの精神科医でも遅かれ早かれ去るものである。名古屋時代（一九七五〜八〇年）は、臨床実践と教育が主であった。しかし、木村敏教授や若く元気な精神科医たちとのしばしば深夜に及ぶ議論は懐かしい。私は少し角度をかえて統合失調症に関して『分裂病と人類』や『世に棲む患者』を書き、『西欧精神医学背景史』の資料を収集に名古屋市大の人たちと西欧を旅行し、エランベルジェ『無意識の発見』の翻訳とマネージメントをしていた。この時期は患者からのさまざまな異議申し立てがあって、その経験と思考から『精神科治療の覚書』という一冊が生まれた。これは医師以外の医療関係者という、当初の予定読者よりいささか広い範囲に及んでいるようである。

私は一九八〇年に神戸に赴任し、一九九七年まで神戸大学精神科の責任を負うことになった。この本に集められた文章は、その時期のものである。神戸を中心とする地域精神科医療は、私が赴任した時すでにネットワークができていた。そうでなくては地震に対する即時の対応ができるはずがないというのが、ハーヴァード大学大学院生だったジョシュア・ブレスラウ氏の結論であった。私は、このネットワークの一員として迎えられ、しばしば、私の考えを講演したり、『兵庫精神医療』というミニコミ誌に書いたりすることを求められた。だから、精神科医あるいは医療関係者に向かってできるだけわかりやすく話そうとしたものである。

それらの多くは、岩崎美恵子さんという人物がいなければ消え去る運命にあっただろう。かつて『西欧精神医学背景史』を完成させた編集者の彼女は独立して「広英社」という出版社を作っていた。といっても、後は渡辺君という若者がいるだけであった。彼女は、私の著作集にない文章を集めてきた。私は申し出を受けたが、さまになるとは思っていなかった。それが二冊の本になって眼の前に現れたのである。

私が東京時代に書いた回復過程論は、研究そのものを疑問視する、今からは遠すぎるような時代であって、これが最後の論文になるかもしれない、ヒントや手がかりだけでも書き残して後世に待とうという気持ちが強かった。いきおい、わかりやすいものではありえず、私は見たことがないが、日本語で書いたものなのに、日本語訳があるという風評を耳にした。神戸時代にはじめてゆっくりと話せたことも多々あって、岩崎さんが作った本は、妙な言い方だが、私自身にも新しい本のように思え、編集者というものの力を私は改めて味わった。

その一部が文庫となるとは、いっそう思いがけないことである。この文庫は、二冊本の『精神科医がものを書くとき』(広英社、絶版)のほぼ半分、精神医学か、それに近いものを中心に集めたものである。編集の任に当たられ、多くのわがままを聞いて下さった、筑摩書房の湯原法史さんに厚く感謝する。

二〇〇九年三月、神戸にて

中井久夫

解説　「システム」に拮抗する「箴言知」

斎藤　環

これほど平易な言葉で書かれた本に、果たして「解説」が必要なのでしょうか。と、とりあえず言ってはみたものの、この仕事（本書の解説）を依頼された時ほど心が躍ったことは、久しくありませんでした。なにしろもう二十年以上も前、精神科医として駆け出しだった当時から、私は中井先生（この呼称をお許しください）に私淑してきたのですから。大げさなようですが、精神科臨床医のかたわら副業文筆家をやってきた半生が、ようやく報われた思いがしたものです。

私はものを書くようになってから、自分の書いた本のほとんどを中井先生に献本しています（一部の共著本などは除きますが）。私淑するひとに献本するのは自然なことですが、もちろんそれだけが理由ではありません。自らを律することが苦手な私ですが、「どうせ書くなら、中井先生に読まれても恥ずかしくないものを」という指針だけは、今も生きているからです。

もっとも、本書にも出てくる「弱さから」ものを書くという姿勢は、私の中ではだんだん形骸化しつつあって、もういい加減改めなくてはいけないかなと感じつつあります。それでも「文章のために患者を売らない」「原則として依頼原稿しか書かない」という二大原則は、なんとか守れているつもりなのですが。

いきなり個人的なファン心理をうちあけられて、当惑気味の読者もおられることでしょうから、ちょっと気を鎮めます。文庫という手軽さから、本書ではじめて中井先生に出会う幸福な読者もいることでしょう。そういう読者向けに、まずはごく簡単な紹介文からはじめてみます。

中井先生は精神科医です。精神科医には文筆家が少なくありませんが、先生の立場はちょっと特別です。ゴダールは「文化人とは、テレビに出るひとたちのこと」と言いましたが、その意味で中井先生は、およそブンカジン的ではありません。

テレビに出ないばかりか、これまで新書を一冊も出されていないのには驚かされます(新書がいけない、というわけではありませんが)。そうした依頼——間違いなくあったはずです——を断り続ける節度もまた、ブンカジン的ではありません。谷川俊太郎氏は中井先生に「スター性がない」ことに驚いたそうですが、これは間違いなくホメ言葉でしょう。

ならば、精神医学史において「中井久夫」を、さしあたりどのように位置づけるべきか。やはり筆頭に来る業績は「風景構成法」の開発でしょうか。重要度という点からは異論があるかもしれませんが、これが一番とっつきやすく、また海外でも使用されていると聞きます。風景構成法は、通常の心理テストではありません。河合隼雄氏による箱庭療法の発表にヒントを得て発案された技法で、私も臨床で使わせてもらっていますが、寡黙な患者さんの経過を理解したり、治療関係を安定させる上できわめて有用なものです。

重要度という点ではこれと甲乙付けがたい仕事に、統合失調症の「寛解過程」についての研究があります。発病過程については、クラウス・コンラートによる研究が有名ですが、中井先生は寛解過程の中でも「臨界期」に注目しました。またその背景にあるサリヴァンの翻訳紹介も重要な業績ですが、これについては後で述べます。

一九九五年の阪神・淡路大震災では、率先して被災者の心のケアにあたるとともに、PTSD（心的外傷後ストレス障害）の研究・紹介を精力的に行いました。この分野の古典ともいうべきジュディス・ハーマンの『心的外傷と回復』（みすず書房）を翻訳し、政治的な含みを持ちやすいPTSD概念を、可能な限り中立的な形でわが国に導入しました。

このほかにも膨大な翻訳業や新しい概念の創出など、記すべきことは無数にあります。先生のすべての業績における通奏低音は、患者の側に立って可能となるあらゆる配慮がそのまま治療的であることを証そうとする、苛烈なまでの倫理的な意志です。筆致が抑制されているぶんだけ、そうした姿勢はあくまでも「徴候」として、時に読むものを圧倒します。

私が語るのもおこがましい話ですが、中井先生の最大の功績のひとつは、わが国の精神医療を「カルト化」から守ったということではないかと考えています。

精神医学は、いまだに足場の定まりきらない「学問」領域です。そこで対象となるほとんどの疾患は、身体的な検査によって確定診断することができません（だから「診断基準」がしばしば改訂されるのです）。多くの精神障害が、脳内の何らかの異常に基づいて起こるとされながら、そのまま診断に応用できるほど再現性のある器質的異常は、いまだ見つかっていないのです。

そうした学問分野では、しばしば私の言う「カルト化」が起こります。二十世紀前半、アメリカ精神医学界をフロイト主義が席巻したように。わが国では、六〇年代の「政治の季節」に、反精神医学運動が台頭しました。「カルト化」とは、ある種の思想やイデオロギー、すなわち「体系」が状況を支配する状態を指すのです。

確かに、いまや精神医学は、おもてむきは生物学的精神医学によって覆いつくされたかに見えます。しかしそれは建前の話です。境界性人格障害や摂食障害、ひきこもりやリストカットを繰り返す患者さんを治療するには、実は生物学だけではほとんどお手上げです。薬物をはじめとする身体的治療が効くとは限らないからです。それゆえ多くの精神科医が、生物主義的なタテマエのウラで、ひそかに精神療法を学んでいます。私の知るある生物主義的な医局には、対象関係論を学ぶ裏勉強会がありました。

要するに、そこには不都合な乖離があるのです。こうした乖離は、カルト化の格好の土壌となりやすい。隠れキリシタンの信仰を思えば、この感覚が少しは伝わるでしょうか。

乖離と抑圧は狂信の土壌になりやすい、ということです。

それではなぜ、「中井久夫」のみがカルト化を解毒し得たのか。

それはひとえに、中井先生がいっさい「体系化」を志向しなかった、という点に尽きるでしょう。ヘーゲルはとても読めなかったが、ヴィトゲンシュタインは愛読していたというエピソードからも、そのことはうかがえます。またみずから体系化は向かないとも書かれています。しかし資質ゆえというのは、おそらく謙遜でしょう。体系化は間違いなく意志的に禁欲され、萌芽状態のまま放棄されてきたはずです。

精神科医に中井先生を敬愛する人は少なくありません。政治的立場や学派を越えて、これほど多くの医師たちが畏敬をこめてその名を口にする精神科医を、私はほかに知りません。神田橋條治氏など、こんなふうに書いています。「中井先生はウルトラマンだ。精神医学にウルトラマンが来てくれて本当に幸運だった」。

あの神田橋氏ほどの臨床家をして、このように書かしめるだけのカリスマが、中井先生にはあるのです。

にもかかわらず先生は、ただの一人も「中井久夫原理主義者」を生まなかった。これは実に画期的なことです。確かに私も含め、熱心な中井ファンは数多い。しかしみな、神田橋氏のように「可愛らしい程度」で済んでいる。なぜか。原理主義になろうにも、そこには記述可能な「原理」や「体系」がみあたりません。業績が多岐にわたりすぎていて、およそ全体像がつかめません。わざと、つかみにくくしているのかもしれません。
私はかつて、中井先生についてふれたさいに、「箴言知」という言葉を捏造したことがあります。もちろんこれは、治療場面で箴言を用いよということではありません。本書でも「エッセイかアフォリズム」しか書けない、と述べられているように、先生のアイディアは、まず箴言の形をとって現れるように思えるのです。
箴言は包括的な真理ではありえません。それは反証可能性に開かれており、互いに矛盾する自由さすら持っています。体系はしばしば視野を狭くし、体系を補強してくれる事実しか眼に入れなくなりがちですが、すぐれた箴言には発見的な作用があります。
もちろん本書にも、幾多の箴言がちりばめられています。私の印象に残ったもののごく一部を、以下にとりあげてみましょう。
「私の精神医学は、私の前にあるのではなくて、私の背後にある」(14頁)
「症例報告を書いた後の治療は(中略)しばらくはうまく行かない」(17頁)
「異常体験というものは実はかなり類型的なものであり、そうでない体験のほうがはるかに豊富であり、分化しており、多様である」(20頁)
「私も、病棟の一部になったら大丈夫で、患者と出会えるだろうと思った」(26頁)
「処方箋を患者に渡す時『効きますように』と祈りの言葉を添えるのもよいだろう」(33頁)

「精神医学の目指す健康とは苦しみや脅えなしに、ゆとりを以て家常茶飯をいとなめることである」（36頁）

「日本は有名な人っていうのはたいしたことはない。無名な人が偉いので、こういう人が国を支えている」（51頁）

（「医は仁術」とは）「医療の脱宗教化という事態で、西洋では十九世紀に行われましたから日本のほうがずっと早いのです」（65頁）

「生物は疑似目的論的存在です」（133頁）

「『再発を繰り返すうちにだんだん賢くなって水準が上がる』人も同じくらいいる」（149頁）

精神健康の目安――「まとめる力とひろげる力（のつりあい）」、「外界と内界の区別」、「世界の中心であるとともに世界の一部（という感覚）」（169頁）

「脳の影が精神であり、精神の影が脳である、あるいは脳から出発すればどこまでも脳で、精神から出発すればどこまでも精神です。出発点をどこにとるかです」（183頁）

「養生とは病気をもっともよい形（ベスト・フォーム）で経過させることである」（282頁）

「十二分遅れてもいいが、十五分遅れるといけません」（298頁）

「安定した社会、暴走しない社会はある程度非同期化していなければならない」（316頁）

こうして中井先生の絢爛たる箴言を引用していくと、それでもなにかしら、ある種の傾向がそこにはあるように感じます。

まず、いずれも最終解答ではなく、あらたな問いを誘発するような言葉であること。問いは徴候への感度を高め、索漠たる風景にも微妙な色合いを添えてくれます。さらに言えばこれらの言葉たちは、単なる情報の伝達ではなく、こうした箴言をもたらした「文脈」や「姿勢」のほうを、より多く伝えるでしょう。

もう一点、つけ加えるなら、先生の言葉は、しばしばシステム論に親和性が高いように思います。

引用したものの中でも「脳の影が精神……」などは、マトゥラナ＝ヴァレラらによって提唱された第三世代システム論（河本英夫）であるオートポイエーシス理論を直接に連想させます。先生の治療論を読んでいると、私はしばしば、治療関係自体が一つの自己生成的なシステム――「改善」ならぬ「安定」を再生産し続けるような――をイメージしたくなります。ただしここでも、先生は慎重に、「論」になることを避けていますが。

なぜ中井流のシステム論が生まれなかったのか。一つにはそこにも体系化の誘惑があるからでしょう。説明概念としてのシステム論は、きわめて強力なものです。しかしそこには欠陥もある。システム論は「歴史」と「物語」を必要としません。構成素と、構成素間の関係性が設定されてしまえば、あとは勝手に作動するのがシステムだからです。必要がないものは捨象されます。システムの作動の中で、歴史は非歴史化され、あらゆる名前は匿名化されます。

しかし「記憶の人」でもある中井先生は、常に歴史を参照されます。歴史を参照する時の先生の身ぶりは、いくぶん精神分析のほうに接近しているかにみえます。ならば、システム論と精神分析の間にもたらされるのが「箴言知」である、と言ってしまえば、いささかこじつけが過ぎるでしょうか。

ところで、先生のシステム論の背景には、サリヴァンの影響が濃厚に感じられます。実際、本書の「知られざるサリヴァン」で言及されるサリヴァンのシステム論などは、オートポイエーシス理論そのものです。しかし残念ながら、日本以上に生物学主義が台頭しつつある米国において、サリヴァンは再び忘れられつつあるのではないでしょうか。まだ著作は入手可能なようですが、フリー百科事典の Wikipedia の項目をみてみますと、サリヴァンに関する記述はひどくあっさりした、通り一遍のものになっています。部分的には日本版の Wikipedia のほうが詳しいくらいです（こちらはほぼ中井先生による紹介の引き写しのようですが）。ウィルヘルム・ライヒやR・D・レインら、非主流的な精神科医に関する記述の詳しさに比べても、こうしたサリヴァンの扱いはアンバランスなものに思えます。

いっぽうわが国では、その精力的な翻訳と紹介によって、リリヴァン＝中井という強力な受容文脈が成立しています。これがあるために、むしろ日本の臨床家によって、サリヴァンのエッセンスは受け継がれていくのではないでしょうか。それも「体系」ならぬ、断片的な「箴言」という形で。

同じことは、中井先生が訳されたほかの著者、マイケル・バリント、クラウス・コンラート、H・C・リュムケなどについても言えます。先生の翻訳によって彼らの著作はアーカイブ化され、少なくとも日本においては、これからも読み継がれていくでしょう。わが国の翻訳文化において、これは誇るべきことではないでしょうか。

最後に、うれしいニュースをひとつ記して、読者の便宜に供しようと思います。

この本の中で中井先生が「稀覯本中の稀覯本」とおっしゃっている、John Vassosの画集"Phobia"が、Dover Publicationsから再刊されるようです。すでに何点かの画像はネット上で見られますが、やはり画集は手にとってじっくり眺めたい。今度はVassosがきっかけとなって、サリヴァンの再評価がはじまる、などということが起きるかもしれません。

本書は一九九六年に広英社から刊行された『精神科医がものを書くとき』（全2冊）に収録された作品をもとに、編み直したものである。

読む聖書事典　山形孝夫

聖書を知るにはまずこの一冊！　重要な人名、地名、エピソードをとりあげ、キーワードで物語の流れや深層がわかるように解説した、入門書の決定版。

近現代仏教の歴史　吉田久一

幕藩体制下からオウム真理教まで。社会史・政治史を絡めながら思想史的側面を重視し、主要な問題を網羅した画期的な仏教総合史。（末木文美士）

沙門空海　渡辺照宏　宮坂宥勝

日本仏教史・文化史に偉大な足跡を残す巨人・弘法大師空海にまつわる神話・伝説を洗いおとし、真の生涯に迫る空海伝の定本。（竹内信夫）

自己愛人間　小此木啓吾

思い込みや幻想を生きる力とし、自己像に執着しつづける現代人の心のありようを明快に論じた精神分析学者の代表的論考。（柳田邦男）

戦争における「人殺し」の心理学　デーヴ・グロスマン　安原和見訳

本来、人間には、人を殺すことに強烈な抵抗がある。それを兵士として殺戮の場＝戦争に送りだすにはどうするか。元米軍将校による戦慄の研究書。

ひきこもり文化論　斎藤環

「ひきこもり」にはどんな社会文化的背景があるのか。インターネットとの関係など、多角的にその特質を考察した文化論の集大成。（玄田有史）

精神科医がものを書くとき　中井久夫

高名な精神科医であると同時に優れたエッセイストとしても知られる著者が、研究とその周辺について記した一七篇をまとめる。（斎藤環）

世に棲む患者　中井久夫

アルコール依存症、妄想症、境界例など「身近な」病を腑分けし、社会の中の病者と治療者との微妙な関わりを豊かな比喩を交えて描き出す。（岩井圭司）

「つながり」の精神病理　中井久夫

社会変動がもたらす病いと家族の移り変わりを中心に、老人問題を臨床の視点から読み解き、精神科医としての弁明を試みた珠玉の一九篇。（春日武彦）

ちくま学芸文庫

精神科医《せいしんかい》がものを書《か》くとき

二〇〇九年四月十日　第一刷発行
二〇二五年六月五日　第九刷発行

著　者　中井久夫（なかい・ひさお）

発行者　増田健史
発行所　株式会社　筑摩書房
東京都台東区蔵前二―五―三　〒一一一―八七五五
電話番号　〇三―五六八七―二六〇一（代表）
装幀者　安野光雅
印刷所　株式会社精興社
製本所　株式会社積信堂

ISBN978-4-480-09204-5　C0195